# Dicas da
# Dri Saudável

Emagrecer, controlar o "efeito sanfona" e a compulsão alimentar

Adriana Ribas

# Dicas da
# Dri Saudável

Emagrecer, controlar o "efeito sanfona" e a compulsão alimentar

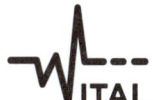

Copyright © Adriana Ribas, 2015
Todos os direitos reservados
Copyright © 2016 by Editora Pandorga

**Coordenação Editorial**
Silvia Vasconcelos

**Preparação**
Mary Ferrarini

**Diagramação**
Fernanda Salles (AS Edições)

**Capa**
Gabriella Regina

**Revisão**
Alline Salles (AS Edições)

**Fotógrafo**
Studio Woody

Texto de acordo com as normas do Novo Acordo Ortográfico da Língua Portuguesa
(Decreto Legislativo nº 54, de 1995)

Dados Internacionais de Catalogação na Publicação (CIP)
Ficha elaborada por: Tereza Cristina Barros - CRB-8/7410

Ribas, Adriana.
　　Dicas da Dri saudável : emagrecer, controlar
O "efeito sanfona" e a compulsão alimentar /
Adriana Ribas ;
1. ed. — São Paulo : Pandorga, 2016.
　　144 p. ; 16 x 23 cm.

　　ISBN 978-85-8442-106-0

　　1. Emagrecimento 2. Estilo de vida - Aspectos da
saúde 3. Exercícios físicos – Aspectos da saúde
4. Nutrição 5. Saúde e aptidão física. I. Título
II. Título: Emagrecer, controlar o "efeito sanfona"
e a compulsão alimentar.

23.11/041-2015　　　　　　　　　　CDD- 613.2

2016
IMPRESSO NO BRASIL
PRINTED IN BRAZIL
DIREITOS CEDIDOS PARA ESTA EDIÇÃO À
EDITORA PANDORGA
AVENIDA SÃO CAMILO, 899
CEP 06709-150 - GRANJA VIANA - COTIA - SP
TEL. (11) 4612-6404

WWW.EDITORAPANDORGA.COM.BR

# Dedicatória

A todos os que acompanham e prestigiam meu trabalho nas redes sociais e àqueles que priorizam a alimentação saudável e a atividade física para a saúde e o bem-estar.

# Agradecimento

Agradeço à minha família por todos os momentos dedicados a mim. Agradeço, principalmente, a meu marido e amigo, Antonio de Carvalho, por sua inestimável ajuda e seu incentivo.

Desde criança, sempre gostei de dividir com as pessoas coisas novas que aprendia, então criei meu blog e minhas outras redes sociais também para esse fim. Compartilhar aquilo que recebemos sempre me pareceu uma ordem natural.

As dicas e informações que escrevi neste livro foram e são muito importantes para mim. Espero que sejam relevantes para você também.

Assim, se uma parte dos leitores for levada a refletir sobre a busca de melhor qualidade de vida, meu objetivo será atingido.

O objetivo deste livro é compartilhar minhas pesquisas e experiências, sempre levando em consideração a importância de consultar-se com profissionais capacitados.

# Prefácio

Apaixonada por esportes desde pequena, sempre estive ligada à prática de atividades físicas, o que me levou, naturalmente, a me profissionalizar na área de Educação Física. Aos 22 anos, já estava formada e trabalhando em renomadas academias de São Paulo como professora de ginástica e *personal trainer*. Nessa época, também enfrentei uma compulsão alimentar, grande aliada do efeito "engorda e emagrece" e de outros problemas. Foi uma etapa de minha vida superada com muita luta e esforço para evitar recaídas.

Há algum tempo, venho me dedicando mais profundamente a tudo o que se refere à melhora da qualidade de vida tanto na área fitness quanto na alimentação saudável e receitas *fit*.

Por isso, sempre digo que a atividade física e a alimentação saudável caminham juntas para proporcionar melhores resultados estéticos e mais saúde, de forma geral.

Com muito prazer, comecei a compartilhar dicas nas redes sociais (Dri Saudável), baseando-me em pesquisas e estudos que tenho realizado. Nem todos podem ter acesso a bons profissionais e a informações com credibilidade e, dessa maneira, espero contribuir com informações sobre tudo o que está ligado à qualidade de vida.

Minhas dicas não substituem uma consulta com profissionais da área, mas foram tão relevantes para mim que tenho certeza de que farão diferença para muita gente.

Não sou radical, tenho vida social e não vivo só de salada, portanto, defendo o equilíbrio como ponto fundamental para que o cuidado com o corpo não se torne uma doença.

Então, de maneira simples e agradável, quero compartilhar, neste livro, minha mudança de hábitos que me ajuda não somente a enfrentar o "efeito sanfona" – que sempre foi o meu maior obstáculo – e a, finalmente, emagrecer, mas a aproveitar a natureza como melhor prevenção contra doenças e o envelhecimento precoce e a ser saudável mesmo com o ritmo da vida moderna.

*Espero que aproveite a leitura e que, principalmente, coloque em prática esse estilo de vida saudável.*

# Introdução

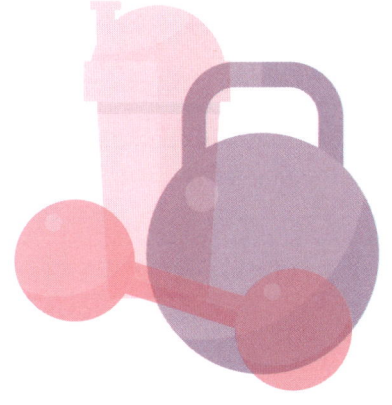

Embora ficar com o corpo em forma seja o ideal da maioria das pessoas, fazer loucuras para perder alguns quilinhos só traz malefícios à saúde. Mas quem nunca fez dietas malucas, exercícios errados ou em excesso? Acredito que a maioria das pessoas tenha feito algo parecido ao menos uma vez, por falta de orientação profissional, por motivos financeiros ou até mesmo por achar que uma consulta com um nutricionista ou preparador físico é bobagem, e que "pegar" dicas do amigo marombeiro da academia ou da amiga que fez a dieta tal e emagreceu é muito mais fácil e "eficaz".

Felizmente, no entanto, vejo que, agora, as pessoas estão mais preocupadas com a segurança (embora não sejam todas) e acredito que têm dado mais valor ao profissional da área da Educação Física e Nutrição. Afinal, foram eles que estudaram para orientar as pessoas, e não o amigo da academia, certo?

Claro que já fiz dietas malucas, exercícios errados e em excesso, e também tomei remédios para emagrecer, mas meu maior problema sempre foi a alimentação. Na adolescência, não tive ninguém para me orientar a ter uma dieta equilibrada, a fazer planejamentos, pré-treino e pós-treino, e a escolher suplementos alimentares. Naquela época, a parceria entre dieta e treino para melhores resultados não existia para mim, e nutricionista era algo sobre o qual ninguém falava – apenas pessoas muito fora do peso eram encaminhadas, pelos médicos, para aprenderem a se alimentar corretamente.

Quanto à atividade física, sempre foi mais fácil para mim, pois, desde os 7 anos de idade, me exercito: já pratiquei, com orientação profissional, quase todos os esportes e, aos 18 anos, entrei para a faculdade de Educação Física. Pouco tempo depois, antes mesmo de me formar, comecei a trabalhar em academias de São Paulo como professora de ginástica.

Mas ainda me faltava informação e, para me atrapalhar ainda mais, tive compulsão alimentar e engordei oito quilos (muita coisa para uma professora de ginástica que, afinal de contas, tem de ser exemplo).

A compulsão é um transtorno alimentar no qual o indivíduo consome regularmente grande quantidade de comida de uma vez só ou constantemente, mesmo quando não sente fome. Meu ponto fraco, particularmente, sempre foram os doces. Ao contrário dos bulímicos, quem come compulsivamente não se purga depois de comer de modo exagerado, tampouco pratica com frequência exercícios físicos em excesso, na tentativa de queimar calorias. Quem sofre desse transtorno ganha peso com frequência ou se torna clinicamente obeso. Os episódios de compulsão alimentar são acompanhados por sentimentos de angústia subjetiva, vergonha e culpa.

Não conheço nenhuma cura para o transtorno de ingestão compulsiva, mas existem opções de tratamentos que podem ser exploradas quando o transtorno é diagnosticado.

O transtorno deve ser diagnosticado por um profissional qualificado, de acordo com os critérios de saúde mental reconhecidos, e qualquer informação adicional sobre compulsão alimentar deve ser obtida de um médico, de um especialista em transtornos alimentares ou de outros terapeutas relacionados a esse tipo de condição de saúde.

No meu caso, aos 22 anos, tive a ajuda de uma médica e da minha família. Hoje em dia, conto também com a ajuda do meu marido. A ajuda da família é fundamental, pois só o fato de evitar ter guloseimas em casa já ajuda bastante, mas a verdade é que isso depende muito mais da própria pessoa. Como minha preocupação com o ganho de peso sempre foi grande, consegui emagrecer, mas o efeito sanfona, de engordar e emagrecer, nunca desapareceu, embora venha diminuindo graças ao meu novo estilo de vida, às minhas pesquisas, aos estudos, às estratégias e à força de vontade para ser mais disciplinada.

Iniciar uma reeducação alimentar aliada à prática de exercícios físicos é fundamental para obter a boa forma de maneira saudável. Emagrecer de forma contínua e devagar ainda é o caminho mais seguro, no qual se corre menos riscos de sofrer com o efeito sanfona. Por isso, tenho me dedicado a esse estilo de vida mais saudável, e comecei compartilhando minhas experiências nas redes sociais, sempre com muita boa vontade porque sei o quanto faz diferença ter acesso a informações. Saúde e bem-estar estão sempre nos meus planos, além, claro, da estética.

Neste livro, quero compartilhar estudos e pesquisas que aplico na minha rotina, na minha alimentação, na minha estratégia de treino e em todas as dicas que utilizo para perder, de maneira saudável, os quilinhos indesejáveis, e para controlar o desagradável efeito sanfona.

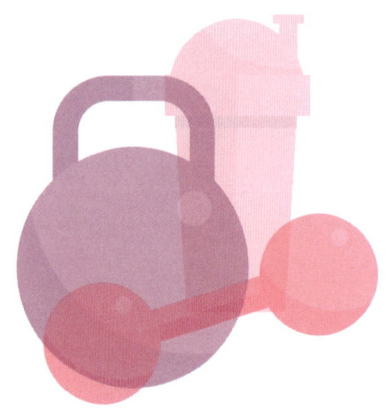

# Mudança de hábitos

Mudar o estilo de vida: este é o começo de tudo. Se você já tentou e não conseguiu, não desista, pois isso é normal. É raro alguém decidir largar um hábito ruim e ser bem-sucedido na primeira tentativa, por isso, é preciso se propor a mudar e alinhar estratégias. Essas mudanças não são imediatas, geralmente acontecem de forma gradual, e comigo não foi diferente: foi devagar e sempre, mas partiu de mim a vontade de mudar. Isso faz muita diferença porque, quando a busca de ajuda nasce da pressão de familiares e amigos, o processo de mudança é mais lento, embora não seja impossível. De qualquer modo, penso que o cérebro trabalha melhor com especificação, então, para adquirir um novo hábito, faça o exercício da repetição.

Reconhecer que precisa mudar e sentir a necessidade de superar as dificuldades ajudam muito no comprometimento com uma nova rotina positiva. Não que o hábito velho não bata à porta de vez em quando, mas passa a ser controlável. Claro que, às vezes, a dificuldade não se limita apenas à falta de informação, mas envolve, também, problemas emocionais, como a compulsão alimentar, por exemplo.

Quanto a isso, posso dar meu depoimento de que não é tão simples assim. No auge da minha crise de compulsão alimentar, procurei por médicos, psicólogos, terapeutas, e tudo o que diziam podia realmente ajudar. Mas, mesmo sabendo o que deveria ou não comer, o problema emocional (a compulsão) falava mais alto, então tive de aprender a lidar com minhas fraquezas e adotar estratégias que ajudassem a me manter longe das tentações. Eu evitava, por exemplo, entrar em padarias e docerias, porque meu ponto fraco sempre foram os doces. O açúcar não deixa de ser um vício, então, assim como um alcoólatra deve evitar o bar, a pessoa que consome muitos doces também tem de evitar as docerias e manter as tentações longe do campo de visão. Essa era minha melhor estratégia, mas, no próximo capítulo, vamos falar sobre outras.

Já sabemos que essa reestruturação dos hábitos não se trata apenas da alimentação, mas inclui a prática de atividades físicas, que podem ser aprendidas e transformadas em um hábito prazeroso e revigorante.

Pesquisas mostram que as maiores causas da desistência da prática esportiva são a preguiça e a falta de tempo, mas temos de levar em consideração, também, a falta de comprometimento. Treinar deve ser comparado a ir ao trabalho, à escola, ao curso. No começo, pode até ser uma obrigação, mas, com o passar do tempo, se tornará um hábito, fará parte da rotina e, o melhor, deixará de ser um esforço. Treinar por prazer é possível, aconteceu comigo, acontece com a maioria das pessoas, e tem de acontecer com você. Basta começar.

Se uma modalidade esportiva não faz seu estilo, se você realmente não se identifica com ela, procure novas modalidades, seja com um professor particular ou em uma academia; é importante, no entanto, ter o acompanhamento profissional, pela segurança e pelos bons resultados.

*Procure descobrir a atividade física que você gostaria de praticar por meio de matérias que falem sobre o assunto e acompanhe pessoas que já a praticam, por meio das redes sociais, de programas de TV ou de sites. Ou, então, inspire-se em um(a) amigo(a) malhado(a): isso ajuda a se motivar. Mas lembre-se: resultados não vêm de graça; é preciso ser guerreiro!*

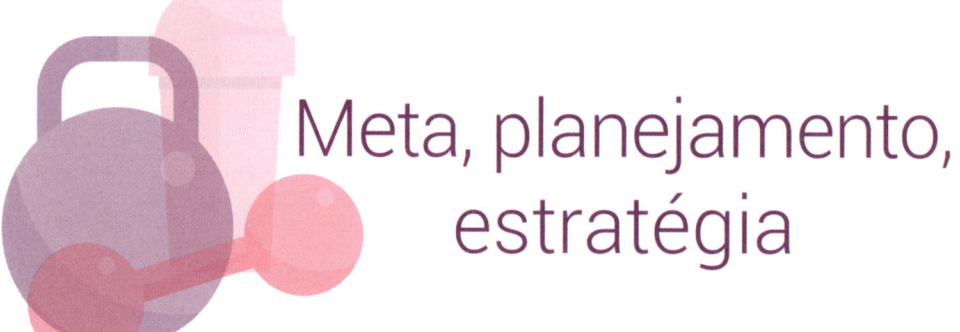

# Meta, planejamento, estratégia

Para que um projeto tenha sucesso, é preciso, antes de tudo, ter uma meta, fazer um planejamento e estudar as estratégias que possibilitarão chegar a um objetivo final com sucesso e sem muitos deslizes. Isso também deve acontecer quando o objetivo é emagrecer, ganhar massa muscular ou definição.

Perder peso é uma meta que não deve ser estipulada sem critério, tampouco deve ser baseada em dietas milagrosas que prometem fazer efeito em pouco tempo. Sabemos que cada um tem uma genética, um estilo de vida; algumas pessoas têm mais facilidade do que outras de perder peso, e isso depende de vários fatores. Mas, respeitando a individualidade de cada um, mais do que perder peso, é preciso adotar um estilo de vida saudável para diminuir o risco de doenças e, assim, aumentar a expectativa de vida.

É importante também saber qual a motivação para perder peso: saúde, estética, usar aquela calça jeans que não entra mais, caber no vestido de casamento, entre diversas outras motivações. O motivo pelo qual você quer emagrecer vai ajudar no planejamento, e a meta vai indicar o tempo que tem para perder esse peso.

Neste livro, falarei também sobre minha estratégia para diminuir a taxa de gordura em pouco tempo, mas sem dietas milagrosas: em quinze dias, é possível perder peso, sim, mas de forma saudável. Não falo sobre quantos quilos é possível perder, porque cada um reage de uma maneira, mas adianto que não faço nada que prejudique minha saúde, portanto, perder cinco ou sete quilos em quinze dias está fora de cogitação.

Assim como faço em qualquer projeto, para emagrecer eu também defino uma META e faço um PLANEJAMENTO com ESTRATÉGIAS para, então, chegar ao OBJETIVO.

## Planejamento

Um plano para emagrecer requer uma mudança de hábitos alimentares e de estilo de vida, ou seja, exige exercícios físicos e alimentação correta.

Digamos que eu vá iniciar uma dieta mais restrita para perder peso, então, no dia anterior, planejo meu dia, os horários das refeições e os locais onde estarei no momento de cada refeição; verifico se vou precisar levar uma marmita para onde vou ou se vou comer fora; abasteço a geladeira e a despensa com alimentos que vou comer durante aquela semana; defino os horários em que vou me exercitar, quais exercícios farei, o que vou comer antes e depois dos treinos.

A maioria das pessoas não consegue perder peso porque não segue um plano específico. Dessa maneira, essas pessoas ficam sem saber o que fazer no dia a dia e não têm como verificar seus erros. Mais grave ainda, no entanto, é fazer uma dieta por conta própria, sem a ajuda de um profissional: quem faz isso acha que está fazendo tudo corretamente, quando, na verdade, não está. É aí que começa um processo de autoengano.

Se você fez um planejamento e já sabe o que vai comer e o horário em que vai fazer cada refeição, são menores os riscos de deslizar e comer um pacote de bolachas porque está morrendo de fome e esse foi o primeiro alimento que apareceu na sua frente. Isso não costuma acontecer quando se tem um plano. Lembre-se: a fome é inimiga da boa dieta.

O mesmo acontece com a atividade física: o educador físico faz uma planilha com o planejamento do treino da semana ou do mês. Está tudo detalhado: quais músculos serão trabalhados em determinados dias, quantas vezes deverá fazer o exercício aeróbico, qual será o dia do descanso, quanto tempo de intervalo deve haver entre os exercícios. A partir desse plano, temos diretrizes, assim fica muito mais fácil ser disciplinado e conseguir, finalmente, atingir uma meta.

Ir para a academia sem saber o que vai treinar e fazer trinta minutos de esteira achando que foi o suficiente, apenas para o desencargo de consciência, definitivamente, não trará resultados. O acompanhamento de um profissional é muito importante, pois a falta de conhecimento resulta em fracasso.

Hoje, minha alimentação/dieta e meu treino já se tornaram automáticos para mim. Tive a ajuda de um nutricionista para elaborar meu cardápio e, como profissional da área de Educação Física, tenho experiência para planejar meus treinos. Mas, para quem está no começo, é bom fazer um registro de tudo o que come/treina, assim ficará mais fácil identificar o que fez de errado para que não cometa novamente a mesma falha.

## Estratégia

Há algumas estratégias que funcionam muito bem e que, na verdade, se tornaram hábitos para mim, como:

• Comer nos intervalos entre as refeições: isso faz com que eu coma de três em três horas. Dessa forma, o metabolismo permanece acelerado, queimando calorias em ritmo constante e, claro, além disso, não chego com tanta fome às principais refeições, o que evita os terríveis ataques à comida.

• Nunca pular o café da manhã: é a refeição que lhe dará a energia necessária para chegar bem até a hora do almoço. Assim, entre o café da manhã e o almoço, fico satisfeita com uma fruta, uma barra de proteína ou cereais com uma pequena porção de castanhas.

• Beber muita água: a sede pode ser confundida com fome, e o certo é nunca esperar ter sede para beber água. O líquido também dá a sensação de barriga cheia, assim fica mais fácil evitar comer por impulso. Além disso, precisamos nos lembrar da importância de nos mantermos hidratados.

• Escolher uma entrada *light* para a refeição: no inverno, prefiro os caldos quentes, e no verão, as saladas. Assim, consigo ficar satisfeita com a quantidade adequada de comida, sem a necessidade de repetir o prato principal.

• Eliminar os doces de casa: em relação aos doces, essa é a minha melhor estratégia, pois não vê-los significa não comê-los.

• Adequar as refeições antes e depois dos treinos: diminuir a taxa de gordura sem perder massa muscular depende muito de uma boa alimentação. Portanto, adequar a refeição pré-treino e pós-treino é muito importante. Está fora de cogitação cortar o carboidrato ou a proteína, pois, na medida certa, precisamos deles.

• Fazer exercícios eficientes: ser bem orientado garante sucesso nos resultados, mas não adianta ter o melhor educador físico e frequentar a melhor academia se não houver disciplina. O sucesso nos resultados também depende de sua organização e disciplina.

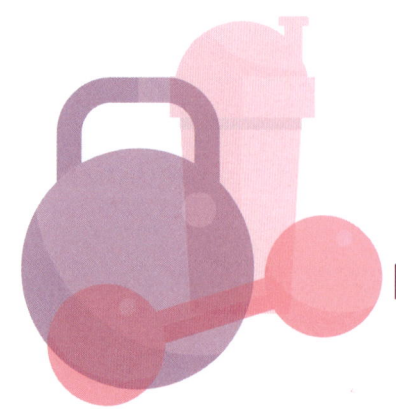

# Dicas para evitar deslizes durante a reeducação alimentar

Manter uma dieta sem sair da linha, para quem gosta de comer ou é uma "formiga" para doces, como eu, realmente não é fácil. No início da reeducação alimentar, um período mais restrito, sentimos falta de um pedaço de pizza ou de um doce, e geralmente queremos aquele doce bem calórico. Às vezes, você nem está com tanta vontade assim, mas na geladeira tem um pudim que olha para você cada vez que você vai pegar seu alimento *light*; então, você pensa: "É só um pedacinho". Mas dar aquela primeira garfada é como abrir as comportas de uma represa, que solta de uma vez toda aquela água que estava tranquila, parada. Quem se identifica?

Em alguns casos, a compulsão alimentar é a grande inimiga da dieta, porque, em questão de minutos, a pessoa consome a quantidade de calorias que deveria consumir em um dia inteiro. E, então, pronto, a dieta foi por água abaixo.

Depois de passar várias vezes por essa e por outras situações parecidas, aprendi que, se seguirmos algumas regrinhas básicas de comportamento, nossa trajetória se tornará mais fácil. Depois que se adquire o hábito de se alimentar de maneira saudável, deixamos de fazer dieta: simplesmente nos adaptamos e sentimos prazer em manter esse estilo de vida. Mas, mesmo assim, quem nunca caiu na tentação ou "pisou na jaca" por puro descontrole? Faz parte...

Veja algumas dicas de comportamento que costumo aplicar no meu dia a dia:

## Fazendo compras no mercado

Aqui começa a nossa reeducação alimentar, e o sucesso ou fracasso da dieta vai depender do que compramos no mercado. Pelo menos, comigo, nunca funcionou comprar um bolo, um pão recheado ou uma torta e congelar para uma visita que pode chegar a qualquer momento ou então para o marido, que não está de dieta. Quando surge aquela vontade de comer doces, que às vezes é mais forte do que nós, não resistimos e acabamos atacando o dito-cujo. Resultado: peso a mais no corpo e na consciência.

Minha estratégia no mercado é passar direto pelas gôndolas dos doces, chocolates, bolos, enfim, tudo aquilo que, se houver em casa, em um momento de descontrole, vou comer. Por isso, vou ao mercado focada no que preciso comprar, e não compro nada que possa atrapalhar minha reeducação alimentar, apenas os produtos saudáveis que planejo consumir durante a semana. Nunca se deve ir ao mercado com fome, essa também é uma dica básica, pois a fome nos faz comprar e comer coisas que não planejávamos.

Sempre tem aquele dia em que a vontade de comer "gordices" surge de tal maneira que comer uma fruta, para tentar saciá-la, definitivamente, não resolve. Pensando nesses dias, sempre tenho em casa os ingredientes necessários para fazer um bolinho *fit*, que fica uma delícia, tem metade das calorias de um bolo normal e é funcional, ou seja, feito com ingredientes com baixo índice glicêmico, fibras, carboidrato do bem e proteína. Faço o bolo em uma tigelinha individual, para garantir que não vou exagerar na quantidade, e isso ajuda – e muito – a satisfazer minha vontade por doces.

A ajuda da família também é muito importante, porque não adianta fazer tudo isso que já citei se, quando você chega em casa, encontra aquele bolo que sua mãe fez ou uma pizza de quatro queijos quentinha que seu marido acabou de comprar. Não há cidadão que resista. Nesse caso, vale uma conversa e um pedido de apoio familiar.

## Comendo mais devagar

Comer rápido também não ajuda, e tento sempre me policiar nesse ponto, porque comer mais devagar dá, ao organismo, tempo para interpretar o estímulo de saciedade. Essa sensação demora, em média, vinte minutos para ser percebida, portanto, terminar uma refeição em menos tempo não ajudará a comer apenas o necessário. Para isso, precisamos apenas ficar atentos e manter o controle das garfadas.

Esse autocontrole pode e deve ser trabalhado, basta encarar cada refeição como um ritual. Isso ajuda muito a evitar impulsos.

## Organizando as refeições do dia

Costumo comer de três em três horas, não passo fome, então minhas refeições já são planejadas de acordo com esse intervalo. O que vou comer em cada dia, no entanto, depende de onde estarei na hora da fome, por isso, levo sempre comigo meu lanche, uma barra de proteína, uma fruta ou até mesmo o almoço, se for o caso. Com a barriga cheia, é muito mais fácil não pensar em "gordices", e isso ajuda a não ter tanta fome na refeição seguinte.

Nunca pulo uma refeição, pois sei que vou me exceder na refeição seguinte, e o café da manhã, em especial, é sagrado, mesmo sem fome. É com ele que repomos as reservas de energia e os nutrientes utilizados durante a noite, porque, quando dormimos, nosso organismo continua trabalhando, mesmo que em um ritmo menor. Pular essa refeição pode contribuir muito para o sobrepeso, afinal, como o organismo fica muito tempo em jejum, passa a guardar energia, gastando o mínimo possível para realizar as tarefas básicas. Isso faz com que o metabolismo desacelere, além de causar hipoglicemia (queda de açúcar no sangue), o que resulta em cansaço físico durante o dia, dores de cabeça, fome excessiva e fraqueza.

## Fazendo o prato

Em casa, costumo fazer meu prato com a quantidade que devo comer e guardar na geladeira o restante que está na travessa. Assim, garanto que não irei comer por impulso, o que não é difícil de acontecer quando as travessas de comida estão expostas na mesa, já que sempre dá vontade de repetir aquilo de que mais gostamos. Quando os alimentos já estão guardados na geladeira, mesmo que a vontade de repetir surja, penso duas vezes antes de pegá-los da travessa, porque sei que terei de esquentar tudo de novo. Dessa forma, consigo evitar excessos.

Outra dica válida é comer com talheres menores, pois gastamos mais tempo comendo. Isso ajuda a comer menos, pois temos a sensação de ter consumido a mesma quantidade de um prato maior.

## Driblando a vontade de comer sobremesa e o impulso de repetir a refeição

Há dias em que, depois do almoço/jantar, sinto uma vontade imensa de comer um docinho ou de repetir aquele prato delicioso que geralmente minha mãe faz quando passo o fim de semana com ela. Tenho certeza de que muitos se identificam com isso, não é mesmo? Minha estratégia é não ficar muito tempo na cozinha depois de terminar a refeição.

O estímulo de comer está sempre associado à cozinha ou à sala de jantar. Ver aquela comida gostosa pode impulsionar você a repetir a refeição apenas por vontade, sem necessidade, e depois vem aquela sensação de "eu não deveria ter comido tanto assim".

Escovar os dentes logo depois das refeições também funciona bem. Além de o sabor do creme dental modificar o gosto dos alimentos, acabamos desistindo de comer para não acabar com aquela sensação de frescor na boca.

## Comprando apenas o necessário

Ninguém é de ferro, e ter vontade de comer uma "gordice" é algo que acontece de vez em quando. Em alguns casos, nem adianta oferecerem uma fruta, porque a vontade só será saciada depois de comermos aquilo que realmente desejamos. Quem nunca? Eu sempre!

Já mencionei, neste livro, que não podemos ter em casa nada de doces, salgadinhos ou coisas similares. Então, se você quiser muito, terá de sair para comprar e, nessa hora, tenho certeza de que pensará duas vezes antes de ter todo o trabalho de se arrumar e ir às compras.

Mas, se a vontade for tão grande a ponto de forçar você a sair de casa para procurar um doce ou se já estiver na rua, a dica é comprar apenas um pedaço.

Comprar um bolo inteiro ou uma caixa de bombons, por exemplo, com o pensamento de que vai comer apenas um pedaço e deixar o restante, não funciona muito bem para a maioria das pessoas. Eu, por exemplo, tenho a certeza de que fracassaria. Portanto, comprar um bolo inteiro está fora de cogitação.

Outro exemplo é ir à festa de uma amiga e levar um pedaço de bolo, que ela, gentilmente, ofereceu, para casa. Isso significa garantir que vai "pisar na jaca" duas vezes: na festa e em casa.

## Tomando um caldo quente antes do prato principal

No inverno, quando se trata de dieta, é sempre mais difícil se manter na linha, não é mesmo? No período de frio, o organismo trabalha mais para manter a temperatura corporal adequada, então, a necessidade energética também aumenta, e acabamos sentindo mais fome e vontade de comer comidas mais calóricas.

Os alimentos quentes proporcionam mais saciedade, portanto, uma dica bacana para não exagerar na quantidade de comida é tomar um caldo quente antes do prato principal. Mas é importante escolher um caldo *light*, como o de abóbora com gengibre, o de legumes ou o de frango. Os chás também são uma opção nesse caso. Assim, será possível jantar um prato de salada, por exemplo – o que, no inverno, normalmente, não satisfaz –, e sentir-se saciado.

## No restaurante: entrada, *couvert* e sobremesa

Se você tem o hábito de pedir ou aceitar o *couvert* (que, normalmente, é calórico) ou uma entrada e não sabe sair do restaurante sem comer a sobremesa, saiba que também já fui assim, e isso, definitivamente, contribui muito para o ganho de peso. Podemos, sim, mudar esse hábito e continuar frequentando restaurantes, mantendo a forma sem abrir mão da vida social. Hoje, posso dizer que consigo, com facilidade, dispensar o *couvert*, a entrada e a sobremesa. É claro que há dias em que podemos nos liberar para uma sobremesa, mas isso não pode acontecer na fase de emagrecimento, pois queremos resultados e temos de ser disciplinados.

Às vezes, ainda preciso comer alguma coisinha doce depois do almoço. Minha estratégia, nesses casos, é optar pelas frutas, pois elas contêm baixo teor calórico, são fontes de fibras, têm ação antioxidante e melhoram o funcionamento intestinal.

Aos poucos, a estratégia vira um hábito, e resistir às besteiras se torna muito mais fácil.

# Engordei e preciso perder peso com urgência

Quem nunca passou por uma fase de engorda que não estava planejada? Seja em uma viagem ou durante uma semana de eventos, seja por problemas com compulsão ou ansiedade; para engordar, basta um deslize. Pelo menos, comigo é assim.

O problema é quando temos um compromisso no qual queremos estar em forma, para usar determinada roupa, fazer fotos, ir à praia... Independentemente do motivo, surge o ultimato: temos apenas quinze dias para emagrecer.

Nesse momento, bate o desespero, e aí começa o problema para muitos, que partem para a dieta da sopa, da lua, do suco, da proteína, entre outras. O fato é que, com dietas radicais, fica mais difícil manter uma continuidade e, para emagrecer, é exatamente disso que precisamos.

Também já tentei essas dietas, mas não obtive sucesso com nenhuma delas. No terceiro dia, meu corpo já pedia por nutrientes, carboidratos, doces, então a tentativa de emagrecer se tornava mais uma frustração. Com a maturidade e com minhas próprias experiências, desenvolvi uma estratégia muito mais saudável, na qual tento perder o menos possível de massa muscular, já que treino tanto para ter os músculos mais definidos. Portanto, precisamos perder mais gordura, e não massa muscular, porque ninguém quer ficar flácido.

Sempre falo que o ideal e o mais seguro é procurar um nutricionista para aprender a se alimentar corretamente e, depois de uma avaliação, ser direcionado ao que, de fato, será eficaz para você.

Mas, certa vez, quando postei no *Instagram* uma foto da minha barriga mais gordinha depois de uma viagem, seguida de outra foto, depois de quinze dias, já com o abdômen definido, recebi mensagens de diversas pessoas perguntando: "Dri, o que você faz para emagrecer assim?"; "Dri, qual a sua dieta?"; "Dri, qual o seu treino?". Recebo muitas perguntas parecidas com essas, por isso resolvi compartilhar essa estratégia aqui também. Não vou passar dietas, pois já sabemos que essa é a área dos nutricionistas, mas vou explicar, de maneira geral, o que faço.

Vale lembrar, claro, que o emagrecimento depende do fator genético, da idade e do metabolismo de cada um. Pode ser que algumas pessoas consigam resultados melhores – ou piores – que os meus. De qualquer maneira, vamos respeitar a resposta do nosso organismo, mas seguir firme com os objetivos.

Costumo manter hábitos saudáveis, mas, quando se trata de perder peso em um curto espaço de tempo, acabo mudando um pouco minha rotina alimentar, porque isso requer menos ingestão de calorias e mais gasto de energia. Já tentei fazer a dieta da proteína, na qual é abolida a ingestão de carboidratos, mas não gostei, me senti fraca e não rendi nos treinos. Conclusão: mau humor, fraqueza e perda de massa magra (músculos); então, definitivamente, essa dieta não faz parte da minha estratégia.

Durante essa fase de emagrecimento rápido, acabo evitando um pouco a vida social, caso o evento seja um em que sei que posso falhar, porque a carne é fraca. Então, se tenho opção, prefiro escolher lugares em que será mais fácil manter a disciplina, afinal, tudo tem um preço e, se não fizermos um esforço durante esses quinze dias, não obteremos sucesso. Portanto, aquela saidinha com os amigos à noite, na qual você sabe que vai beber ou "enfiar o pé na jaca", está fora de cogitação durante essas duas semanas.

Quem tem uma alimentação desregrada e não faz atividades físicas vai emagrecer muito mais rápido do que uma pessoa que já tem uma rotina alimentar saudável, então, no meu caso, emagrecer rápido não é tão fácil assim. Mas, se eu já tenho uma rotina saudável e treino bastante, o que fazer para acelerar o emagrecimento?

## Chás diuréticos

Nos primeiros dias, incluo chás diuréticos naturais, como o chá de hibisco e cavalinha, para ajudar a desinchar.

Para prepará-los, fervo um litro de água e coloco as ervas em infusão por dez minutos. Depois, passo o chá pelo coador e procuro beber, pelo menos, três xícaras no decorrer do dia. Vale lembrar que não coloco adoçante, muito menos açúcar. Não, não é gostoso, mas também não é nenhuma água ardente, portanto, conseguimos beber, sim.

Incluo em minha dieta, também, o chá verde, pois os princípios ativos da bebida aceleram o metabolismo e contribuem para a quebra da gordura. Esse chá é preparado da mesma maneira. Para quem acha o gosto ruim, a dica é misturar com uma erva mais doce, como a camomila: o gosto ficará mais agradável.

Tento beber o chá verde sempre. Às vezes, fico enjoada do sabor, paro por um tempo, depois volto a tomá-lo, e assim vai. Mas, durante essa fase de emagrecimento, em especial, a disciplina é fundamental, então bebo o chá quando estou em casa e levo-o em uma garrafa térmica para beber quando estiver fora de casa também.

Além dos benefícios dos chás (que são muitos), eles ajudam a manter a saciedade nos intervalos entre as refeições.

## Alimentação

Nesse período de emagrecimento, corto a batata-doce e consumo mais os vegetais *Low Carb*, como brócolis, couve, couve-flor, espinafre, abóbora e abobrinha.

O pão branco e o integral já não fazem parte da minha rotina alimentar, mas continuo comendo frutas, cereais, mingau de aveia, panquecas e bolinhos *fit* no café da manhã ou no lanche da tarde.

As saladas – bem coloridas – são presença constante na minha alimentação, mas, durante essa fase, costumo consumi-las com mais frequência por serem pouco calóricas, acompanhadas de uma proteína magra, grelhada ou cozida.

No jantar, evito carboidratos, então consumo omeletes ou saladas com frango ou peixe.

Beber água não é um problema para mim, pois já tenho esse divino hábito, mas, para quem não tem, indico aumentar o consumo de água.

## Exercícios físicos

Durante esse período de emagrecimento, aumento a frequência dos exercícios aeróbicos ou HIIT. Costumo treinar de segunda-feira a sábado, divido meu treino na musculação e faço HIIT duas vezes por semana. Nessa fase, passo a treinar HIIT quatro vezes por semana, menos no dia de treinar perna, para evitar catabolismo muscular.

No que diz respeito à musculação, meu treino continua igual: nunca diminuo a carga para fazer mais repetições, visando a queima de gordura, como muitos fazem. Para hipertrofiar os músculos, faço dieta hipocalórica e continuo treinando fortemente, com carga e poucas repetições.

Como eu disse, não mudo muita coisa na rotina, pois já tenho hábitos saudáveis no meu dia a dia. Tento, nesses quinze dias, principalmente, evitar as famosas "jacadas"; isso, sim, faz grande diferença no emagrecimento.

*Depois desses quinze dias mais regrados, volto para a rotina alimentar normal: um pouco mais de carboidrato; um docinho gordo, de vez em quando; sair para jantar e comer aquele risoto; beber umas taças de vinho, enfim, vida normal, porque, para manter, é sempre mais fácil.*

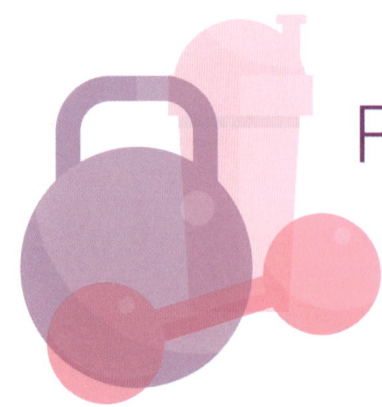

# Retenção hídrica: livrando-se do inchaço

O INCHAÇO OCORRE QUANDO o organismo retém líquido, acumulando fluidos no sistema circulatório ou nos tecidos corporais; ou seja, o organismo deixa de eliminar líquidos ingeridos e passa a acumulá-los entre as células.

Alguns fatores influenciam para que o inchaço aconteça, e é sempre bom consultar um médico para entender qual a causa de seu problema. Descartando fatores, como remédios, anticoncepcionais, tratamentos de reposição hormonal, betabloqueadores, entre outros, podemos melhorar muito o quadro quando o inchaço é causado por:

## Consumir pouca água

Parece estranho, mas, para desinchar, é preciso beber muita água. É simples assim: quanto mais água você beber, menos líquido vai reter.

*Solução*: beber pelo menos dois litros de água por dia.

Para muitos, beber água não é uma tarefa tão fácil, por isso, precisamos estabelecer uma meta e uma estratégia.

Comece tomando um copo de água em jejum, pois esse hábito oferece benefícios que vão além da hidratação.

Divida, durante o dia, a quantidade de copos ou garrafinhas que terá de beber para completar, pelo menos, dois litros de água por dia, lembrando que, durante o treino, perdemos líquido por meio da transpiração, por isso, sua reposição deve ser dobrada nesse momento.

Deixe sempre uma garrafinha cheia de água dentro da bolsa, no carro, na mesa do escritório, enfim, onde você estiver, e vá bebendo e repondo a garrafinha sempre. Nunca espere ter sede para beber água, pois a sede já é um sinal de desidratação.

Com esse processo inicial, não será difícil adquirir o hábito de beber água. Eu faço isso toda hora, não precisa ser gelada, não precisa ter gosto de fruta, nada disso. Beber água, para mim, é natural; suco de frutas, só de vez em quando: particularmente, prefiro comer a fruta e aproveitar mais as fibras.

## Alimentos com grande quantidade de sódio

*Solução*: procuro evitar enlatados, embutidos, temperos prontos, azeitonas, entre outros alimentos ricos em sódio que fazem com que o corpo retenha líquido.

Substitua o sal por ervas finas e especiarias, que dão mais sabor às refeições e não causam inchaço, ou troque o sal refinado de cozinha, que contém 400 mg de sódio em 1 grama, pelo sal *light*, que contém 197 mg de sódio em 1 grama, ou pelo sal Rosa do Himalaia, que contém 230 mg de sódio em 1 grama. Mesmo assim, a quantidade de sal usada deve ser mínima.

## Falta de exercícios físicos

Ficar muito tempo sentado ou deitado diminui o retorno venoso, deixando as pernas inchadas e pesadas.

*Solução*: se você é sedentário, precisa adquirir o hábito de praticar atividades físicas, pois elas são grandes aliadas da melhora da qualidade de vida.

Ter acompanhamento profissional para isso é sempre o mais indicado, mas realizar uma caminhada, andar de bicicleta, enfim, movimentar o corpo já ajuda na questão do inchaço.

## Constipação intestinal

Um intestino preguiçoso também causa inchaço, além de desconforto e prejuízo à pele, entre outros problemas.

*Solução*: procuro consumir fibras por meio de cereais, verduras e frutas. Algumas vezes, no entanto, é preciso fazer algo mais. Eu costumo fazer uso de suplementos nutricionais naturais, como o *lactobacillus acidophilus*, que ajuda a criar uma flora intestinal favorável, e outros à base de ameixa.

### Dicas

Alguns alimentos são diuréticos naturais e ajudam a produzir urina, o que auxilia na remoção de fluidos do organismo. Veja alguns que incluí na minha dieta:

- gengibre;
- suco de *cranberry*;
- chá verde;
- chá de hibisco;
- salsa;
- pepino;
- tomate cru;
- melancia;
- alcachofra;
- alho;
- água;
- vinagre de maçã;
- aipo.

A drenagem linfática também é um excelente recurso para a redução da retenção de líquido, pois é uma técnica de massagem que estimula o sistema linfático a trabalhar de forma mais acelerada.

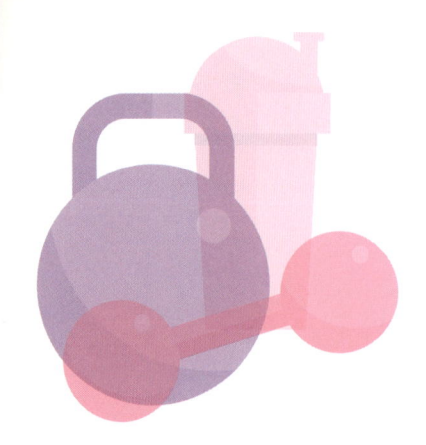

# Acelere seu metabolismo

Você já deve ter ouvido, ou mesmo falado, frases populares, como: "Posso comer tudo o que eu quero e não engordo, porque meu metabolismo é acelerado" ou "Ganho peso muito facilmente... Meu metabolismo é lento". Mas o que vem a ser o metabolismo?

Metabolismo é uma palavra de origem grega que se refere ao conjunto de reações bioquímicas sofridas por todas as células com o objetivo de obter e trocar matéria e energia com o meio ambiente. Essas reações afetam os processos metabólicos, como a digestão de alimentos e nutrientes, removendo resíduos pela urina e pelas fezes, a respiração, a circulação sanguínea e a regulação da temperatura corporal.

O balanço energético que garante nossa sobrevivência depende de um conjunto de reações químicas protagonizadas especialmente por hormônios. O regente da orquestra é o hipotálamo, área do cérebro que controla a fome, a saciedade e a temperatura interna. Também participam dessa história os músculos, o fígado, os rins e o tecido adiposo, que guardam ou proveem energia em situações de estresse e emergência.

Simplesmente, o metabolismo é a utilização de nutrientes de alimentos para cada uma das células do nosso corpo. Mas o quão rápido seu corpo queima calorias depende de vários fatores.

A queima de calorias não depende exclusivamente da idade biológica ou das reações bioquímicas que fazem o organismo funcionar. O metabolismo reage, na verdade, aos estímulos gerados por nossos hábitos. Ou seja, o gasto calórico até desacelera com a idade, mas o estilo de vida, sobretudo a prática de exercícios, minimiza esse declínio, pois os exercícios deixam as células mais sensíveis à ação de alguns hormônios, o que acaba intensificando o gasto calórico. Portanto, o treino, a alimentação e até a qualidade do sono contribuem para o gasto energético.

Se você quer emagrecer mais rápido, então acelere seu metabolismo! Veja, a seguir, alguns métodos para melhorar o metabolismo.

## Beber mais água

Cada célula do sistema digestivo requer água pura para metabolizar alimentos adequadamente. Se você estiver, até mesmo, levemente desidratado, seu metabolismo pode ficar mais lento. Em um estudo, verificou-se que adultos que bebiam oito ou mais copos de água por dia queimavam mais calorias do que aqueles que bebiam quatro. E sabe aquela história de que água gelada emagrece? Com o líquido frio, o corpo sofre uma espécie de estresse e gasta calorias para entrar em equilíbrio de novo.

Procure manter uma garrafa de água com você durante todo o dia. Além disso, coma frutas e vegetais frescos, que estão cheios de água!

## Aumentar o tempo dos exercícios aeróbicos

Uma sessão de 45 minutos intensos vai ajudá-lo a aumentar sua taxa metabólica basal em repouso em 37% até 14 horas após o exercício! Depois de um exercício vigoroso, sua temperatura interna sobe e cria uma inflamação. Isso faz com que seu organismo use energia extra para o seu corpo se recuperar. Para manter o metabolismo acelerado horas depois de terminar o treino, você tem de praticá-lo, ao menos, uma ou duas vezes por semana, durante 45 minutos, em um nível em que será difícil sustentar uma conversa. Os treinos propostos por boxe e artes marciais podem proporcionar efeito parecido em razão da sua intensidade.

## Reduzir as calorias ingeridas

Fazer várias pequenas refeições ou lanches durante o dia é um método muito eficiente para aumentar o metabolismo. Se você comer um monte de calorias em uma sessão, o corpo tende a armazená-las como gordura. Por outro lado, se não consumir calorias suficientes, seu corpo percebe esse comportamento como inanição e começa a armazenar carboidratos na forma de gordura. Assim, encontrar o equilíbrio é muito importante!

## Aumentar a ingestão de fibra solúvel

Ou seja, comer mais verde. A fibra de vegetais ajuda a estabilizar o nível de açúcar no sangue, aumenta a saciedade e mantém a eficiência metabólica. Além disso, os antioxidantes das frutas e vegetais ajudam o corpo a eliminar os radicais livres, que podem afetar as células saudáveis de que seu corpo precisa para manter seu metabolismo forte. Tente consumir de 25 a 30 gramas de fibra por dia.

## Fazer um treino intervalado

Ele pode ser aplicado às modalidades aeróbicas ou à musculação. No primeiro grupo, trata-se de alternar, por exemplo, caminhada/corrida leve e corrida intensa (procure fazer 20 minutos de corrida em uma proporção de 1:1 de intervalos de alta e leve intensidade). No segundo, alternam-se exercícios para os braços ou pernas com corridas ou pedaladas (pode ser feito em forma de circuito). Como o corpo não descansa totalmente, o gasto energético dispara, e isso persiste algumas horas após o treino.

Esse programa esgota mais rapidamente os estoques de glicose e obriga o organismo a queimar gordura. A intensidade e o ritmo aumentam o gasto calórico. Ao alterar a frequência cardíaca, o corpo entende que precisa continuar mais "pilhado", e o efeito permanece até três horas após o esforço.

## Fazer musculação

Nosso corpo está, constantemente, queimando calorias, mesmo quando não estamos fazendo nada. Essa taxa metabólica de repouso é muito maior em pessoas com mais músculos. Cada quilo de músculo utiliza cerca de seis calorias por dia apenas para se sustentar, enquanto cada quilo de gordura queima apenas duas calorias diárias (essa pequena diferença pode aumentar com o tempo). Além disso, o reparo das fibras musculares, por si só, eleva o gasto calórico. Só não se esqueça de que o número de séries e as cargas devem mudar periodicamente para o corpo não se acostumar.

## Priorizar o treino dos grandes grupos musculares

Ao envolver mais massa muscular no treino, gastam-se mais calorias. Em um agachamento livre, consome-se, em média, 50% a mais de calorias do que em um agachamento feito no *hack machine*, por exemplo.

## Aliviar o estresse

A ansiedade contínua pode fazer com que as glândulas suprarrenais liberem cortisol em demasia. Altos níveis de hormônio do estresse podem alterar a forma como os depósitos de gordura ocorrem no metabolismo. A secreção crônica de cortisol causa perda de massa muscular, além de suprimir as respostas inflamatórias e imunes.

## Dormir bem

Ficar duas noites sem dormir pode afetar seu metabolismo, aumentando os níveis do hormônio grelina (que estimula a fome) e minimizando os níveis do hormônio leptina (responsável pela saciedade). A privação de sono provoca resistência à insulina, o que interfere no modo como o metabolismo processa a gordura, o que pode causar ganho de peso. É durante o sono que o corpo libera o hormônio do crescimento, fundamental para conservar a massa muscular nos adultos.

*Você pode combinar vários ou todos os métodos mencionados aqui, apenas lembre-se de ouvir o seu corpo e não tente exagerar com a crença de que "quanto mais, melhor".*

*Texto escrito por Renata Fernandes*
Licenciada e bacharel em Educação Física e Psicologia

# Carboidrato

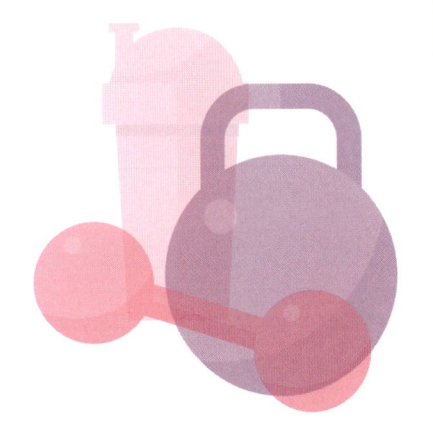

O CARBOIDRATO NUNCA FOI O VILÃO da minha dieta; basta saber quais consumir e em que quantidade. Pesquisas mostram que eliminar completamente os carboidratos da dieta pode ser prejudicial à saúde e levar a sintomas, como hipoglicemia, mau humor, dores de cabeça e flacidez, entre outros, além de aumentar o risco de fracasso na dieta.

Já senti isso na pele, pois, certa vez, fiz uma dieta comendo apenas proteína, para emagrecer mais rápido. Não funcionou bem: senti-me fraca e meu treino não rendeu.

Enfim, pode ser uma boa estratégia para o primeiro dia da dieta, como citei no capítulo sobre emagrecer com urgência, mas não é recomendado, por muitos nutricionistas, por longo tempo.

Os carboidratos com alto índice glicêmico (IG) – como os derivados da farinha branca, arroz branco, batata-inglesa – já foram cortados da minha alimentação. Claro que, vez ou outra, acabo consumindo-os, pois são quase inevitáveis, mas, normalmente, dou preferência aos integrais, com baixo índice glicêmico (IG), que têm digestão mais lenta, liberam menos açúcar no sangue, são ricos em fibras que melhoram o funcionamento do intestino, dão mais saciedade e liberam energia por mais tempo. Por tudo isso, são nossos aliados.

Os carboidratos de baixo IG que costumo consumir são: batata-doce, arroz integral, legumes, torradas integrais, cereais integrais (farelo de aveia, linhaça, quinoa) e algumas frutas.

Posso dizer, então, que minha dieta é composta de uma combinação de proteínas, gordura boa e carboidratos de baixo IG, o que resulta em uma redução de massa gorda, melhor controle sobre o açúcar no sangue, ganho de massa muscular, mais energia e saúde.

A quantidade de carboidrato e proteína vai depender do peso, do treino e do objetivo de cada pessoa, por isso, dieta não é como receita de bolo e deve ser avaliada por um nutricionista. O que é muito bom para mim pode não ser para você. Portanto, este livro é apenas um relato da minha estratégia para a perda de peso, e não uma indicação de dieta ou treino.

O grande trunfo, depois de perder o peso desejado, é manter a reeducação alimentar, da qual a farinha, o açúcar branco, as frituras, o descontrole por guloseimas e as gorduras não façam mais parte da rotina alimentar. Assim, continuar o emagrecimento ou manter o corpo magro não será mais uma tarefa árdua ou algo que pareça impossível.

E não pense que será difícil, pois o paladar muda, e o refrigerante, a coxinha e os salgadinhos deixarão de ser tão tentadores. Há mais de quinze anos não tomo refrigerantes e sucos industrializados e não como carne vermelha, fritura e alimentos gordurosos. E posso garantir que eles não fazem falta! Os doces, por outro lado, ainda são minha perdição, mas também estou tentando me manter no controle, e isso é o mais importante.

Meu foco sempre foi perder gordura e manter a massa muscular para ficar magra e definida, isso sim é bacana, em minha opinião. Por conta disso, não excluo os carboidratos da minha dieta, já que eles são importantes para a regeneração muscular e dão energia para treinar. Isso, no entanto, na medida certa, pois o excesso, sim, vai fazê-lo engordar, assim como a proteína, que é importante para a construção muscular, mas, em excesso, nos prejudica, pois o corpo não consegue absorvê-la corretamente, e ela acaba sendo expelida, além de poder nos fazer engordar e nos trazer outros malefícios.

Para que a queima lipídica aconteça, é preciso um equilíbrio entre todos os nutrientes. Por isso é importante um equilíbrio alimentar: carboidrato integral, proteína magra e gordura boa. Simples assim, alimentação com qualidade e na medida certa.

***Nota:*** *O índice glicêmico (IG) é um indicador da velocidade com que o açúcar presente em um alimento alcança a corrente sanguínea. Conhecer este conceito é importante para controlar a glicemia do sangue, especialmente no caso dos diabéticos, mas também para quem faz dieta ou pratica esportes.*

# Quero emagrecer sem perder massa muscular, o que faço?

## Aeróbico ou musculação?

Quando precisamos emagrecer, a primeira coisa que nos vem à mente é o trabalho aeróbico, não é? Pelo menos é o que a maioria das pessoas pensa: fazer bastante aeróbico, todo dia, se possível; quanto mais fizer, mais gordura vai queimar e, depois de diminuir a gordura com o aeróbico, é hora de fortalecer com a musculação para ganhar massa muscular. Quem nunca falou ou ouviu alguém dizer algo parecido? Há profissionais que defendem o aeróbico como a principal atividade para ajudar a diminuir gordura; por outro lado, há também estudos e pesquisas que apresentam a musculação e a atividade de alta intensidade e curta duração (anaeróbicos) como a forma mais eficiente para ter o melhor resultado, ou seja, diminuir a taxa de gordura e manter a massa muscular, porque perder músculo é fácil, o difícil é emagrecer sem ficar flácido.

Portanto, minha dica, como profissional, é: faça os dois (aeróbico e musculação ou HIIT e musculação). Eu faço HIIT (treinamento com intervalos de alta intensidade) e musculação. Seu professor vai avaliar qual atividade será mais indicada para você. Assim, quando a capa de gordura diminuir, seus músculos estarão fortes e preparados para um trabalho mais específico.

Diminuir a taxa de gordura e tentar manter o máximo possível da massa muscular é possível com algumas estratégias. As minhas são: dieta elaborada para tal objetivo, musculação e HIIT.

Mas o que são exercícios aeróbicos e anaeróbicos?

Eles estão ligados ao tipo de metabolismo energético que está sendo utilizado preferencialmente e referem-se à presença ou não de oxigênio.

No exercício aeróbico, o oxigênio funciona como fonte de queima dos substratos que produzirão a energia transportada para o músculo em atividade. É um exercício de longa duração, contínuo e de baixa e moderada intensidade. Estimula a função do sistema cardiorrespiratório e melhora a capacidade cardíaca e pulmonar para suprir de energia o músculo a partir do consumo de oxigênio.

Exemplos: caminhar, correr, nadar, pedalar, entre outros exercícios de intensidade baixa ou moderada e longa duração.

No exercício anaeróbico, utiliza-se uma forma de energia que independe do uso do oxigênio. É um exercício de alta intensidade e curta duração.

Exemplos: exercícios de velocidade com ou sem carga, de curta duração e alta intensidade, como a corrida de 100 metros rasos, saltos, exercícios de força com peso (musculação), entre outros.

Mas, afinal, qual é o meu plano de treinamento?

Gosto de me manter informada e costumo fazer aquilo que for comprovadamente, por meio de estudos e pesquisas feitos por profissionais sérios e competentes, mais eficiente, até que provem o contrário, claro. Hoje, meu plano de treinamento é baseado em musculação e HIIT (treino intervalado de alta intensidade).

Vou explicar por que cheguei a essa conclusão.

Durante a atividade aeróbica, conseguimos um gasto calórico mais eficiente quando comparado à musculação. Podemos falar em um gasto cerca de 30% maior que o do treino de força, mas esse gasto acontece apenas durante o exercício.

Quando trabalhamos com maior intensidade, seja no trabalho com pesos (musculação), seja com o HIIT, o organismo aumenta a necessidade de oxigênio (EPOC), ou seja, mesmo com a interrupção do exercício, o corpo continua consumindo oxigênio, portanto, leva à continuidade do gasto calórico. Então, mesmo horas depois do término do treino, nosso corpo continua gastando calorias, tendo um gasto energético maior e preservando muito mais a massa magra, comparado ao exercício aeróbico.

Por isso, a musculação, que é um treinamento resistido com cargas e intensidade, tem uma vantagem que o aeróbico não tem: continuar gastando calorias mesmo em repouso, pois o "dano" causado ao músculo durante o treino é reparado durante os intervalos entre os treinos. Esta reparação tecidual do músculo requer uma grande demanda energética, justificando o alto gasto calórico provocado pela musculação.

No caso dos exercícios com pesos, além desses efeitos, ocorre o aumento da taxa metabólica basal em razão do aumento da massa muscular.

Cada atividade é indicada de acordo com a necessidade e o objetivo de cada um, por isso a importância de uma avaliação médica e com profissionais da área antes de iniciar qualquer tipo de atividade física.

Eu optei pelos anaeróbicos em razão do meu perfil e meu objetivo, que é diminuir a taxa de gordura. Todos os exercícios têm suas vantagens e desvantagens, mas cada um deve ser adequado ao seu objetivo, à sua idade, às suas limitações etc.

## Musculação

A musculação é um tipo de treinamento resistido com variáveis de cargas, amplitude e intensidade. É uma das melhores modalidades em todos os aspectos, desde prevenção de doenças, tratamento de enfermidades e correção de desvios de postura até ganho de massa muscular e, claro, redução da gordura corporal. Por conta do que já mencionei neste capítulo, a musculação pode ser extremamente eficiente para produzir alterações positivas no percentual de gordura.

Outro aspecto positivo da prática do treinamento com pesos é a melhoria da estética em geral. De que adianta estar magro, mas flácido? A musculação garante a rigidez muscular, melhorando a aparência, dando firmeza e contornos e modelando o corpo pelo ganho de massa muscular. Além disso, pode ajudar a evitar a perda de massa muscular, que começa a aumentar depois de certa idade, minimizando, consequentemente, outros problemas, como o enfraquecimento dos ossos devido à diminuição de massa óssea.

Por isso, sou fã da musculação e, para mim, está em primeiro lugar entre as atividades físicas quando o assunto é eficiência.

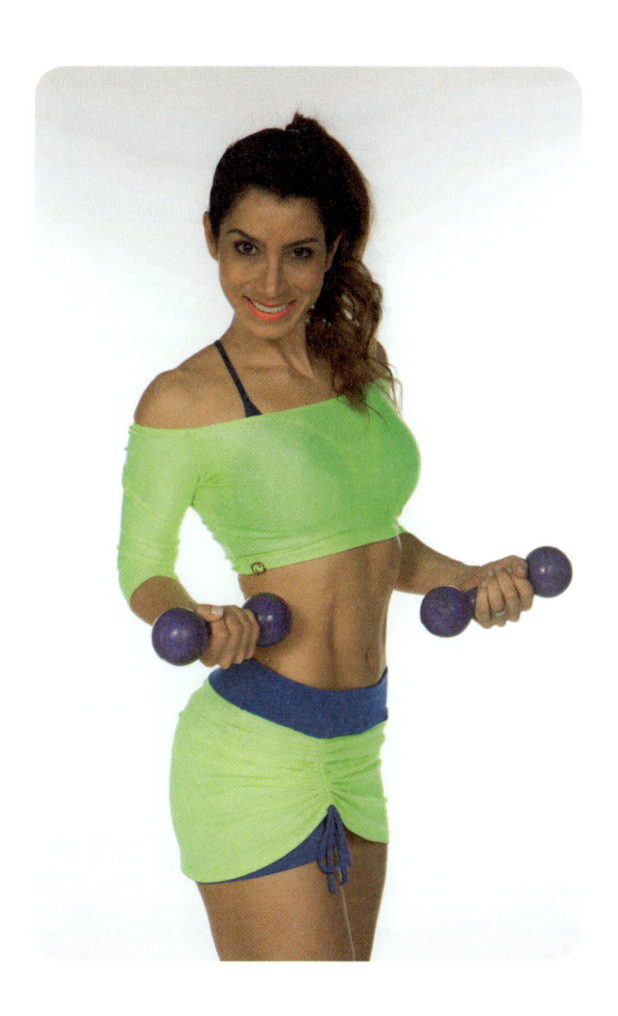

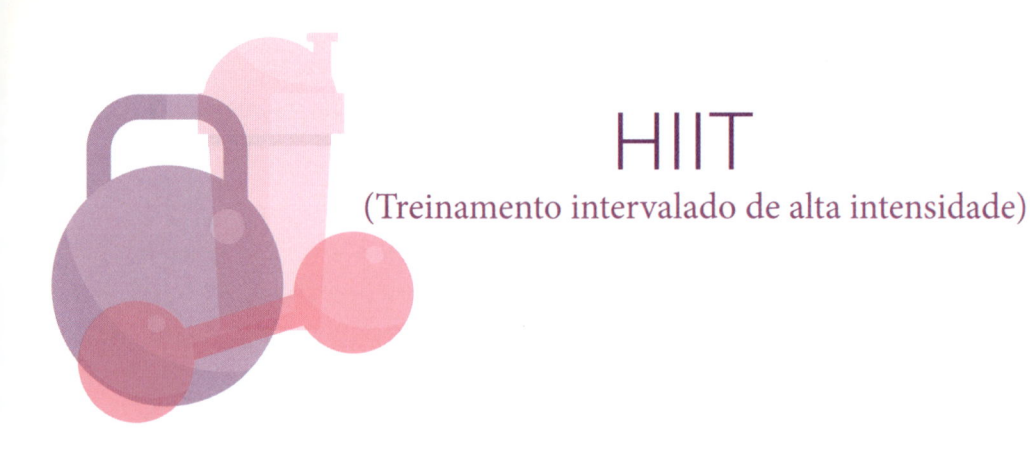

# HIIT
## (Treinamento intervalado de alta intensidade)

Esse tipo de treinamento não é recente. No ano de 1996, um estudo realizado pela Baylor College of Medicine, que se localiza em Houston, no estado do Texas, EUA, indicou que um grupo de indivíduos que seguiu um treinamento HIIT em bicicleta estacionária queimou muito mais calorias durante as 24 horas seguintes do pós-treino do que o grupo que realizou o mesmo exercício em intensidade moderada e constante.

Em um estudo apresentado na reunião anual do American College of Sports Medicine, uma das entidades mais respeitadas mundialmente no ramo de exercícios físicos, um grupo de pesquisadores americanos indicou que os indivíduos que seguiram o HIIT como método de treino queimaram quase 10% mais calorias durante as 24 horas seguintes ao fim do treino, quando comparados àqueles que realizaram exercícios aeróbicos constantes. O destaque para este estudo fica na questão de que o total de calorias queimadas durante os treinamentos foi praticamente o mesmo. Além desse aumento do metabolismo encontrado no pós-treino, a pesquisa confirma, também, que o HIIT é muito eficiente na melhora da máquina metabólica no que se refere às células musculares que, por sua vez, promovem a queima da gordura e, com isso, há um aumento na produção de redutores de gordura.

Um estudo similar, feito na Laval University, indica que ocorre diminuição da gordura corporal com o treinamento de HIIT. O estudo também descobriu que as fibras musculares de pessoas que são submetidas ao HIIT têm níveis muito mais elevados de oxidação lipídica (queima de gordura), se comparadas às de indivíduos que são submetidos ao exercício constante.

Mas o HIIT não é um treinamento fácil, deve ser feito sempre na máxima intensidade possível, por isso, mais uma vez ressalto a importância de uma avaliação médica antes de qualquer atividade física. E repito: o que é bom para uma pessoa pode ser ruim para a outra.

## Como executar o HIIT

Como em qualquer atividade física, no caso do HIIT, também é indicado começar com mais cautela, afinal, nosso corpo precisa se adaptar primeiro ao novo estímulo.

Então, para aqueles que já têm histórico de treinamento e vão começar o HIIT, é indicado um menor tempo no total do treino, 10 ou 15 minutos, dependendo da condição física de cada um.

Eu já estou condicionada ao HIIT e o pratico da seguinte forma:

No *transport*, na bike ou com um circuito de exercícios no solo, como saltos, tiros de corridas ou escadas, sempre com a meta de estimular o máximo possível a frequência cardíaca. Acelero meu máximo por 30 segundos e descanso andando ou no próprio aparelho com baixa intensidade, por 60 segundos no máximo ou até me recuperar, por 30 minutos no total.

Esses intervalos podem variar. Às vezes, conseguimos cumpri-los, outras vezes conseguimos fazer o exercício por menos tempo. O importante é exercitar-se o mais rapidamente e fortemente possível – e isso é muito importante –, respeitando sempre os próprios limites.

Então, são exercícios rápidos e intensos intercalados com descanso com baixa intensidade, que pode ser feito caminhando ou no próprio aparelho, no caso da bike ou do *transport*.

O HIIT não é tão fácil quanto o treino aeróbico – durante o qual é possível até ler uma revista, caso seja feito no *transport* ou na bike – por ser mais dinâmico e intenso, porém, os resultados compensam os esforços, pois ele é, comprovadamente, um dos exercícios mais eficientes para a queima de gordura.

*Portanto, até que provem o contrário, o meu treino para diminuir a taxa de gordura, mantendo a massa magra e, consequentemente, um corpo mais magro e definido, é constituído por MUSCULAÇÃO e HIIT.*

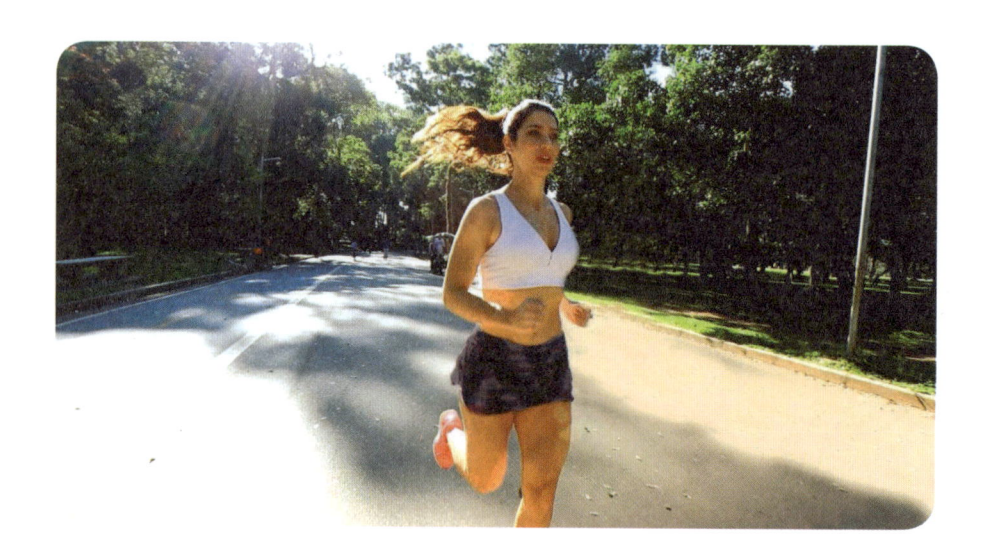

# Treinando em casa

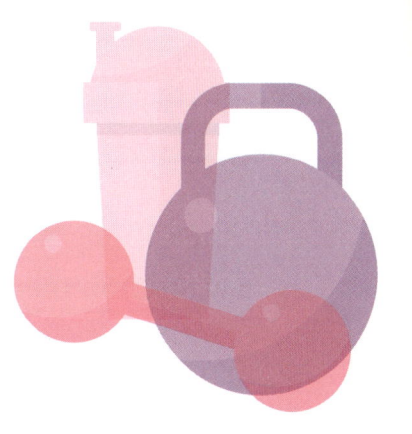

Manter a disciplina e a rotina nos treinos é fundamental para alcançar os resultados esperados, seja o emagrecimento, ganho de massa magra ou simplesmente manter a saúde.

Algumas pessoas preferem – ou precisam – treinar em casa, seja por timidez, por problemas financeiros ou por questões relacionadas a distância. Independentemente do motivo, é possível, sim, treinar em casa, mantendo a rotina e a disciplina necessárias.

## HIIT em casa

Quando se trata do HIIT ou de exercícios aeróbicos, fica mais fácil treinar em casa, no prédio, em praças ou parques. Claro que o acesso a equipamentos, como a bicicleta ergométrica, o *transport* ou a esteira, facilita a atividade, mas, nesse caso, não é imprescindível.

Sabemos que a intensidade do exercício é individual e deve ser respeitada; tendo essa consciência, sabendo manter a segurança da atividade e seguindo algumas dicas, a falta de aparelhos não será mais desculpa.

No meu caso, tenho uma bicicleta ergométrica em casa, a vantagem de morar em um prédio e ter 17 andares para subir de escada, corda, banco ou *step* para saltos com obstáculos e a possibilidade de praticar saltos e exercícios no solo.

Esses são meus aliados para treinar o HIIT em casa e variar um pouco meu treino na academia.

Às vezes, intercalo a bicicleta com corda, ou corda com saltos no banco, ou escada e corda. Enfim, mesmo com poucos recursos, é possível treinar HIIT fora da academia.

Faço sempre treinos intervalados de alta e baixa intensidade, com duração de 30 segundos, em média, durante os quais acelero e dou o meu máximo, e descanso com baixa intensidade até me recuperar por, no máximo, 60 segundos.

Lembrando que, para algumas pessoas, uma caminhada mais rápida, com recuperação com caminhada lenta, já é considerada um treino intervalado de alta e baixa intensidade (HIIT), portanto, é importante respeitar os próprios limites e ter o acompanhamento de um profissional. A atividade física só é benéfica quando feita com segurança.

Fazer exames médicos antes de iniciar qualquer atividade física é fundamental para se atentar a fatores de risco, como hipertensão, problemas cardíacos ou correlacionados e outros problemas relacionados à obesidade ou à idade.

## Musculação em casa

A grande vantagem de treinar musculação na academia é ter todo o aparato necessário para fazer um treinamento realmente completo e eficiente, principalmente para ganho de massa muscular e, claro, contar com um instrutor para avaliar e acompanhar todo o treinamento com segurança.

Se você não sabe treinar e não tem experiência, o risco de treinar errado e se lesionar é grande. Então, para quem precisa treinar em casa, aconselho procurar orientação profissional, pelo menos, nos primeiros treinos, para saber quais exercícios fazer, quando e com qual intensidade, e para verificar se estão sendo executados de forma correta.

Após essa experiência inicial, é possível fazer um treinamento resistido com pesos em casa, que é fundamental no processo de emagrecimento, pois, como já citei anteriormente, ninguém precisa ficar flácido com a perda de peso, e o treinamento com pesos é fundamental para evitar isso.

O mínimo de investimento será inevitável, pois será necessária a aquisição de halteres e caneleiras, além de borrachas apropriadas para treinamento, que também são eficazes em alguns casos.

Indico comprar um conjunto de anilhas com pesos diferentes para reajustar a sobrecarga dos exercícios e aumentar a intensidade, sempre que necessário, levando em conta que você vai progredir e precisar de cada vez mais carga para produzir ganhos. Caso contrário, o treino poderá ser extremamente limitado, porque o normal, depois que começamos a treinar, é o ganho de força muscular. Portanto, a sobrecarga que você utiliza hoje estará relativamente fácil nos próximos dias, semanas e meses.

Um dos grandes erros no treinamento resistido com pesos é acomodar-se com a mesma carga e o mesmo treino. Se os músculos já foram exercitados diversas vezes na mesma região e já estão fortalecidos, é importante buscar desafios e novos estímulos. E pode-se fazer isso mudando os exercícios, aumentando a carga ou usando estratégias de treinamento.

Confira as estratégias de treino que costumo usar, seja na academia, seja em casa.

## Estratégias de treino

### Bi-set

Consiste em fazer dois exercícios diferentes em uma mesma série. Essa técnica consegue atingir mais de uma região do músculo da mesma série, o que faz aumentar o volume de treino e o cansaço muscular.

Exemplo: treino para peitoral – 12 repetições de crucifixo e, em seguida, flexões de braços ou outro exercício que solicite o músculo peitoral; só depois é feito o intervalo entre as séries.

## Pirâmide

Crescente: aumenta o peso e diminui as repetições.
Decrescente: aumenta as repetições e diminui o peso.
Triangular: os dois tipos de pirâmide são combinados.

Exemplo de pirâmide crescente: no treino de peito, você começa com o crucifixo; na primeira série, pega 7 kg em cada mão e faz 12 repetições; na segunda série, pega 8 kg em cada mão e faz 8 repetições; e, na terceira série, pega 9 kg em cada mão e faz 6 repetições (estes valores são hipotéticos, apenas para facilitar o entendimento).

## Drop-set

Uma série na qual você faz o máximo de repetições com determinado peso, atingindo a falha muscular. Então, reduz o peso e faz novamente o máximo de repetições, até falhar.

## Aquecimento

Antes de iniciar qualquer exercício físico, devemos aquecer o corpo para evitar lesões e aumentar nosso desempenho no treino. Esse aquecimento pode ser o próprio exercício feito com menos intensidade, seja a corrida ou a bicicleta, seja um exercício com pesos.

## Alongamento

Sabemos da importância de realizar os exercícios de alongamento/flexibilidade para ajudar na melhora do movimento, no ganho de amplitude articular e na prevenção de lesões. No entanto, quando se trata do objetivo de ganhar força muscular, além de ser comprovado que o alongamento não previne lesões antes dos exercícios, ele ainda pode prejudicar o desempenho e o ganho de força no pós-treino (de acordo com estudos e pesquisas).

Portanto, o mais indicado, antes dos treinos, é o aquecimento específico. Exemplo: se for correr, aqueça com uma caminhada; se for fazer exercícios de musculação, execute séries de aquecimento no próprio aparelho/exercícios com cargas baixas.

Estudos comparando dois grupos – nos quais um grupo fez alongamento antes e depois dos treinos e o outro, não – mostraram que o grupo que não fez alongamento apresentou mais ganho de força em todos os exercícios testados. Isso porque ocorrem desacoplamentos do complexo neuromiofibrilar, e perdemos até 10% da potência quando o alongamento é realizado no pré-treino.

Portanto, é recomendado alongar no dia seguinte ao do treino, pois as fibras já estão lesadas, e alongar logo após o treino pode provocar mais microlesões. Por isso, não execute exercícios de flexibilidade em grupos musculares que foram trabalhados com altas cargas objetivando a hipertrofia.

O melhor, portanto, é esperar o dia seguinte para fazer os exercícios de alongamento/flexibilidade, nos quais deve ser obrigatório alongar todo o corpo.

Uma dica é alongar os membros inferiores no dia em que for trabalhar os membros superiores e vice-versa.

*Nenhum estudo comprovou que a falta de alongamento no pós-treino provoca encurtamento ou problemas de flexibilidade articular; apenas devemos fazê-lo nos dias e horários corretos, de acordo com nosso objetivo.*

# Alimentação pré-treino e pós-treino

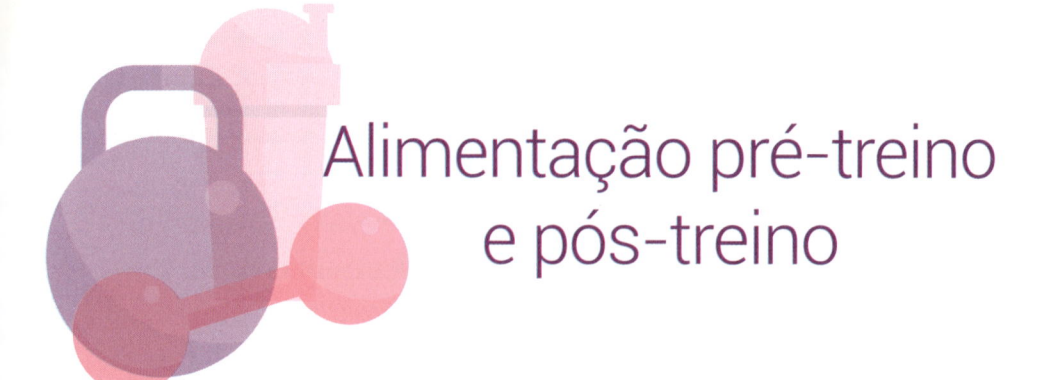

Não poderia terminar sem falar sobre a dieta pré-treino e pós-treino, que é muito importante para atingir os objetivos. Treino sem dieta ou alimentação saudável é puro esforço.

Vejo que muitas pessoas têm dúvidas sobre a alimentação pré-treino e pós-treino, e outras nem dão a devida importância para essas refeições, que fazem toda a diferença para maximizar os resultados desejados.

Eu também já fiz muita coisa errada antes de pesquisar mais, me manter informada sobre alimentação saudável e ter uma dieta voltada para meu objetivo, indicada por um nutricionista.

Já fui treinar sem comer ou depois de comer uma fruta qualquer; já deixei de comer depois do treino; e já comi "gordices" logo depois de treinar. Por conta disso, eu treinava e os resultados eram um fracasso, não havia ganho de massa muscular e definição.

De nada adianta ser disciplinado e ter o treino adequado se a alimentação está desregrada e não condiz com o objetivo.

Independentemente da atividade física e de seus objetivos, é errado treinar de barriga vazia ou depois de comer apenas umas torradinhas. Do mesmo modo, é errado deixar de se alimentar depois do treino, pois isso atrapalha o desempenho, a recuperação e os resultados, sem falar da faltar de energia para treinar. Sem o alimento como fonte de energia, acontece um desgaste muscular (catabolismo).

*Alimentação adequada + atividade física = resultados*

Para cada perfil, peso, idade, estatura e objetivo, é feita uma análise, pelo nutricionista, para adequar a quantidade necessária de carboidratos e proteínas. Por isso, dieta não é receita de bolo e deve ser analisada por um profissional. Não posso passar exatamente o que eu como e as quantidades do que consumo, mas posso dizer quais alimentos fazem parte da minha rotina alimentar.

## Pré-treino

Para ter bom desempenho nos treinamentos, o meu pré-treino é sempre uma refeição completa, com carboidrato, proteína e gordura boa.

Costumo consumir mais os carboidratos complexos, porque são absorvidos mais lentamente pelo organismo, liberando energia aos poucos, o que garante energia durante todo o treino e mais saciedade. Dou preferência aos de índice glicêmico baixo.

Não fico, no entanto, neurótica, olhando a tabela para saber o nível glicêmico de cada alimento. Apenas tento adequar aquilo que é saudável à minha rotina alimentar e, com esses conhecimentos, isso se torna natural.

Confira alguns carboidratos que costumo consumir, seja no pré-treino ou em outras refeições:

•Batata-doce, aipim, brócolis, arroz integral, grão-de-bico, lentilha, entre outros legumes e grãos.

•Banana, farelo de aveia, quinoa, entre outros cereais integrais, e pão integral (mais raro).

Com esses carboidratos, também preparo os bolinhos *fit*, panquecas, mingaus e outras receitas.

O carboidrato é muito importante para o organismo, porque uma de suas principais funções é a energética. Ao ser ingerido, ele se transforma em glicose e glicogênio; esse, por sua vez, é armazenado no fígado e nas fibras musculares. Dessa forma, seu músculo tem energia para produzir força, porém, o acúmulo de glicogênio tem um limite, e o restante vira glicose para fornecer energia às células. Vale lembrar, no entanto, que glicose em excesso acaba sendo armazenada nas células e em forma de gordura (células adiposas).

## Proteína no pré-treino

A proteína também tem papel importante no pré-treino, pois vai proteger os músculos durante o treino. Eu não como carne vermelha, então, as proteínas que costumo consumir são: frango, peixes, ovos e *whey protein*.

Quando preciso treinar logo após acordar (algo raro), dou preferência aos carboidratos com IG alto, para produzir energia rapidamente. Nesse horário, prefiro consumir frutas com iogurte e mel ou tapioca com *cottage* e mel.

## Pós-treino

A refeição pós-treino é importante para a recuperação e a construção muscular e para recuperar a energia e renovar o corpo como um todo.

Nessa refeição, o corpo vai repor as energias e os estoques de glicogênio. Logo após o treino, costumo consumir um carboidrato de alto IG para, além de repor as energias, ajudar na absorção da proteína; como exemplo, podemos citar uma porção pequena de uvas-passas.

Se o término do treino for próximo do horário do almoço ou do jantar, a minha refeição pós-treino será meu almoço/jantar: uma refeição completa com carboidrato integral, proteína e gordura boa.

Se for à tarde, no meio da manhã ou à noite, depois do jantar, meu pós-treino é um *shake* de *whey protein* junto com outros suplementos que citarei no próximo capítulo.

*Fiz este texto de maneira até generalizada, porque muitas pessoas me pedem no Instagram e em outras redes sociais para falar sobre minhas refeições, mas é muito importante lembrar que dieta deve ser elaborada por um nutricionista que vai avaliar seu objetivo, prescrever um cardápio específico para você e manter acompanhamento de sua alimentação.*

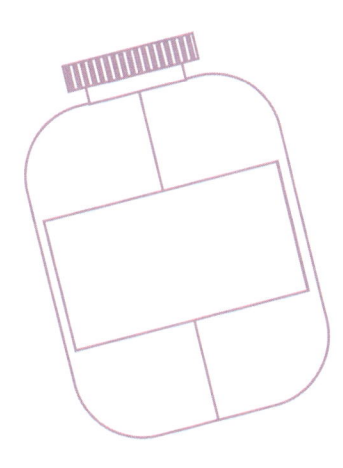

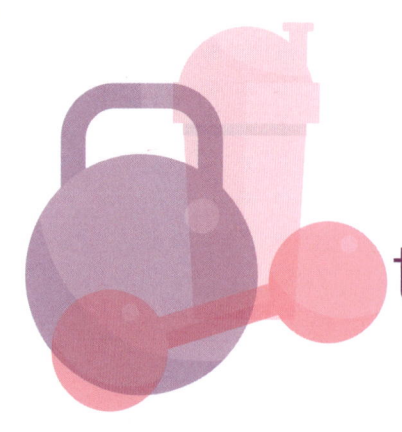

# Exercícios para turbinar os glúteos

JÁ QUE ESTAMOS FALANDO SOBRE TREINO, não poderia deixar de citar os exercícios que, de fato, são eficientes para os membros inferiores, já que esta é uma dica que as mulheres sempre me pedem nas redes sociais.

E claro que os homens não devem ficar de fora, afinal, trabalhar membros inferiores vai muito além de ter pernas e glúteos durinhos. Confira outros benefícios a seguir.

## Mais músculos

Existem vários estudos que comprovam que agachamentos e levantamento terra aumentam a liberação do hormônio do crescimento e da testosterona mais do que qualquer outro exercício. Ou seja, esses treinos são praticamente hormônios naturais para o crescimento muscular.

## Aumento na parte superior do corpo

Agachamentos e levantamento terra trabalham todo o seu corpo, não somente as pernas. Veja alguns exemplos rápidos que comprovam isso:

• Você contrai os músculos do braço durante sessões pesadas de levantamento terra;

• Seu abdômen trabalha duro para estabilizar o peso durante o agachamento;

• Os músculos do peitoral ficam tensos no levantamento terra.

Se você não puder treinar a parte superior do corpo por causa de uma lesão, é possível prevenir a perda de massa muscular fazendo sessões pesadas de agachamentos e levantamento terra.

## Mais força

Pernas mais fortes aumentam sua estabilidade e, consequentemente, a força para realizar qualquer tipo de exercício. Você precisa de estabilidade para treinar qualquer grupo muscular, e pernas fortes são essenciais para isso.

## Simetria

Claro que você não deve ligar para o que os outros pensam, porém, se está na academia, provavelmente deseja melhorar sua aparência física. Dessa forma, ter pernas proporcionais à parte superior do corpo é essencial.

## Força mental

Esse é um dos principais motivos que levam as pessoas a não treinar pernas: o treino é física e mentalmente difícil. Não é qualquer um que tem coragem de fazer agachamento com um peso difícil de ser levantado. Dessa forma, fazer agachamentos e levantamento terra vai ajudá-lo a construir sua resistência mental e seu caráter como nenhum outro exercício.

*Créditos: Site Definição Total*

A melhor maneira de trabalhar os glúteos é a partir de vários ângulos, para estimular o maior número possível de fibras musculares. Portanto, é importante que o treino de membros inferiores seja bem elaborado e feito com movimentos controlados.

## Alguns exercícios indispensáveis

### Agachamento tradicional com amplitude

Serve não apenas para turbinar glúteos e coxas, mas também para fortalecer a região do core, evitando dores nas costas e lesões. Isso porque o agachamento é um exercício composto e recruta mais de um grupo muscular ao mesmo tempo. Mas, como todo exercício, requer cuidado com a postura, a execução e a carga; assim, estará longe de ser um exercício que possa prejudicar os joelhos e a lombar.

Então, para turbinar os glúteos, faça agachamentos completos, profundos, mas respeite seus limites e seu nível de treinamento.

### Agachamento sumô

Uma variação que também trabalha com eficiência todos os membros inferiores. Esse exercício é feito com as pernas mais afastadas e a ponta dos pés voltadas para fora.

### Afundos e suas variações

Uma perna na frente e a outra atrás, existem várias maneiras de fazer esse exercício: parado, em movimento para a frente ou para trás, com ou sem *step*, no banco, passada para a frente, entre outras. É possível utilizar as variações em treinos separados.

### *Leg press* 45 graus

Trabalha toda a região dos membros inferiores, solicitando, também, a região dos glúteos. Trabalhe com amplitude, movimento controlado e carga adequada.

### *Stiff*

Ativa fortemente a parte posterior das coxas, paravertebral e glúteos. É um exercício indicado para nível intermediário/avançado.

### Levantamento terra

Atuação no quadríceps e região dos glúteos.

### Glúteo na polia baixa

Como já mencionei, o agachamento com amplitude máxima é o melhor para trabalhar glúteos, mas o exercício isolado também tem sua importância, e o que mais gosto de fazer é no cabo do *cross over*, realizando o movimento com amplitude e controle.

Para bons resultados, esses exercícios não devem faltar na sua rotina de treino para membros inferiores.

*Não economize na carga. Se você tem nível e estrutura muscular, faça todos os exercícios até sua falha. Trabalhe com mais carga e menos repetições para hipertrofiar e ter excelentes resultados, mas sempre converse com seu treinador.*

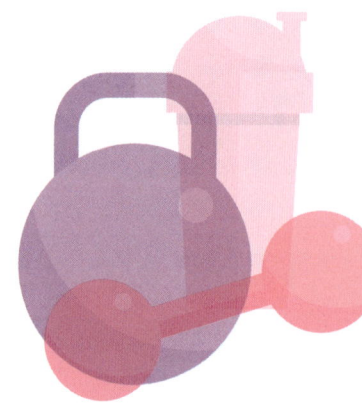

# Como definir o abdômen

Muitas pessoas me pedem para dar dicas e falar sobre como consigo ter um abdômen definido. Então, já começo dizendo que, nesse sentido, a genética me favoreceu, porque tenho o biotipo ampulheta. Ou seja: meus ombros têm a mesma medida dos quadris e minha cintura é bem definida. Portanto, é mais difícil engordar na barriga, embora, em compensação, seja mais fácil engordar nas coxas e no bumbum.

Alguns não gostam de abdômen muito marcado, mas saiba que seguir essas dicas não significa que você ficará igual. Isso depende da genética, e cada um tem a sua.

Não tenho uma fórmula mágica para conquistar o abdômen dos sonhos, mas vou ser realista para você conseguir alcançar seu objetivo de maneira saudável e eficaz.

Para obter definição muscular, você precisa fortalecer o músculo com exercícios abdominais e diminuir a capa de gordura com uma dieta hipocalórica. Assim, a gordura desaparece e o músculo aparece. Simples assim.

Portanto, um abdômen definido surge da sincronia de dois fatores diferentes: baixo percentual de gordura e bom desenvolvimento muscular, principalmente do músculo reto abdominal.

Os exercícios servem para fortalecer o músculo, portanto, não adianta empenhar-se em um treino forte para abdômen e não ter uma dieta ou reeducação alimentar adequada. Ele ficará forte e bonito, mas escondido sob uma capa de gordura.

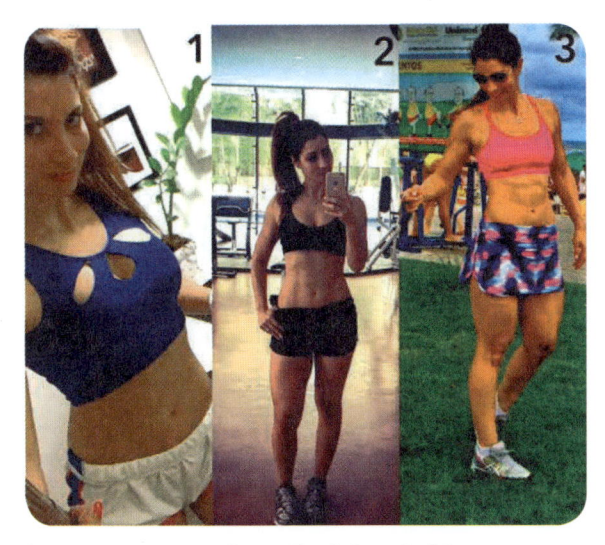

Na foto acima, por exemplo, não foi o abdômen que mudou, e sim a taxa de gordura que diminuiu, pois minha musculatura já estava fortalecida por anos de treinamento.

Em relação ao treino, você não precisa fazer mil abdominais, tampouco treinar esse músculo todos os dias. A questão não é quantidade, e sim qualidade, pois é mais eficiente que os exercícios abdominais sejam feitos com alta intensidade e poucas repetições. As pesquisas apontam que as fibras abdominais rápidas são mais predominantes, aquelas que respondem melhor a altas cargas e menos repetições. Vale ressaltar que, ao executar exercícios, como agachamento, barra fixa, levantamento terra e outros exercícios básicos, o músculo abdominal também é exigido em cada repetição, para que o corpo mantenha o equilíbrio.

E, claro, é importante sempre respeitar o descanso adequado, como no caso de qualquer outro músculo. Treinar duas ou três vezes por semana já é o suficiente.

Não existe exercício milagroso, e os tradicionais sempre funcionaram muito bem. É importante ressaltar, no entanto, que é preciso também fortalecer a musculatura auxiliar, como oblíquos, os músculos infra-abdominais e também lombares, pois somente assim haverá qualidade e fortalecimento para aguentar, de maneira mais segura, treinos abdominais mais intensos.

## Como dividir um treino para abdômen?

O certo é não separar reto abdominal de oblíquos ou infra-abdominal, porque, apesar de conseguirmos classificar os exercícios de acordo com a musculatura principal que é ativada, quando fazemos qualquer treino para o abdômen, todas as musculaturas da região são trabalhadas. É semelhante ao que acontece quando fazemos supino inclinado e supino reto: trabalhamos as mesmas musculaturas, mas com focos diferentes.

Nos movimentos que trabalham o abdominal reto, por exemplo, os oblíquos externos também se contraem, já que ativar ambos ao mesmo tempo gera uma flexão de tronco.

Portanto, como divido meu treino?

Escolho um exercício para cada "grupamento", reto abdominal, oblíquos e infra-abdominal, e treino em um mesmo dia, pois os músculos infraumbilical e supraumbilical são ativados juntos, ou seja, não é possível trabalhar somente a parte de cima ou a parte de baixo.

*Conclusão: abdômen é um grupamento como qualquer outro e necessita da mesma atenção. Portanto, com dieta e treino adequados, certamente os resultados virão.*

# Suplementação e emagrecimento

Durante o processo de emagrecimento, fazer as escolhas corretas pode nos ajudar, e muito, a atingir nossos objetivos. Uma suplementação adequada pode, sim, otimizar os resultados.

O emagrecimento será resultado de uma boa adaptação do organismo à dieta balanceada, aos exercícios físicos e ao controle da ansiedade. Aliado a estes e outros fatores, o suplemento pode se tornar um dos coadjuvantes desse processo.

Não existe suplemento emagrecedor, e sim uma *adequação* de 24 horas que vai gerar o *emagrecimento*. Desta forma, muitos suplementos não rotulados como emagrecedores podem fazer parte do planejamento das 24 horas e ajudar a emagrecer.

Conheça os suplementos mais indicados:

- Probiótico: atua no equilíbrio da flora intestinal, o que faz com que o intestino saudável estimule a produção de uma enzima (CPT-1) responsável pela *oxidação de gorduras*.
- Ômega 3: melhora as membranas celulares, facilitando a oxidação de gorduras, e diminui inflamações. Como o tecido adiposo é uma das células mais inflamatórias do organismo, esse efeito anti-inflamatório vai agir diminuindo gorduras.
- Glutamina: promove o reparo das vilosidades intestinais (que são alteradas durante a vida pela má alimentação e pelas toxinas ambientais), melhorando a absorção

dos nutrientes, e mantém boa barreira imunológica. Para o processo de emagrecimento, a saúde intestinal e a absorção de micronutrientes são fundamentais.

• BCAA: aminoácidos de cadeia ramificada (leucina, isoleucina e valina). Os BCAAs são os aminoácidos mais utilizados pelo corpo durante os treinos. A suplementação irá auxiliar na recuperação do dano (dor) muscular causado pelo exercício.

• Micronutrientes (como Vitamina D, Magnésio, Cromo, Zinco, Complexo B, L-Carnitina e Ácido Lipoico): essenciais para a geração de energia e para a oxidação de gorduras. Além disso, são fundamentais para a melhora da função da insulina e para a redução de gordura abdominal.

Termogênicos naturais, como:

• cafeína (atenção em relação a hipertensos e a pessoas agitadas): promove maior utilização de gorduras como fonte de energia e estimula o sistema nervoso central, que gera maior estado de alerta e foco. Outros fitoterápicos que contêm cafeína: *Paullinia Cupana* (guaraná), *Camellia sinensis* (chá verde), *Ilex paraguariensis* (erva-mate).

• chá verde (atenção em relação a alterações de tireoide): mostra benefícios não apenas potencializando a perda de gordura, mas aumentando a força muscular.

• capsaicina: por aumentar catecolaminas, promove efeito termogênico (aumento do gasto energético).

• cacau: estimula a termogênese e o aumento de geração de energia.

• *citrus aurantium*: estimula receptores beta-adrenérgicos, que promovem o aumento de termogênese.

• *L-Theanina*: induz relaxamento em indivíduos mais ansiosos e estressados, facilitando, assim, todo o processo de emagrecimento.

• *Rhodiola Rosea*: modula cortisol (estresse) com aumento de desempenho mental, concentração, disposição ao acordar e melhora da qualidade de sono. A qualidade do sono e o estresse ambiental são fatores ligados à perda e ao ganho de peso, sendo a melhora destes fatores um ponto fundamental para o efetivo processo de emagrecimento.

• *Whey protein*: sem sombra de dúvida, sua maior indicação é para o *aumento de massa muscular*. No entanto, o resultado esperado pode ser modificado, dependendo do tipo, da dose e do horário de oferta. No processo de emagrecimento (perda de gordura), manter ou aumentar a massa magra (músculo) é fundamental.

A avaliação física será o ponto primordial para a decisão do objetivo inicial. Ter pouca massa muscular dificulta todo o processo de emagrecimento, porque é no tecido muscular que ocorre a oxidação de gorduras. Ter mais músculos significa ter maior facilidade na perda de gordura.

## Emagrecimento com *Whey*

Além de contribuir para o aumento de massa muscular, que vai resultar em maior oxidação de gordura, essa é uma proteína que aumenta a saciedade e, portanto, facilita o emagrecimento.

Prefira *whey* isolado ou hidrolisado. Ele pode ser usado como parte principal ou como substituto de refeições, como o café da manhã, o pré-treino ou pequenos lanches, desde que associado a nutrientes termogênicos e antioxidantes que vão modular e facilitar todo o emagrecimento.

## Dica da nutri

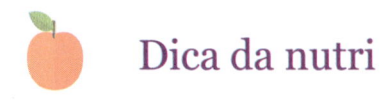

*Shake* vermelho, para o pré-treino
*Whey* + polpa de açaí + beterraba

*Shake* verde, para café da manhã
*Whey* + colágeno hidrolisado + couve + hortelã + gengibre + maçã + abacaxi + água de coco

## Dica da nutri

Proteína em excesso também vira gordura! Ou seja, doses excessivas significam mais gordura!

É muito importante lembrar que orientações não substituem uma avaliação física, bioquímica e nutricional individualizada, pois estas nortearão as condutas que irão gerar o emagrecimento.

Consulte um nutricionista esportivo.

*Leila Rodrigues*
Nutricionista Esportiva Funcional (CRN 9 6522)
Atleta Bikini IFBB

# Glúten e lactose

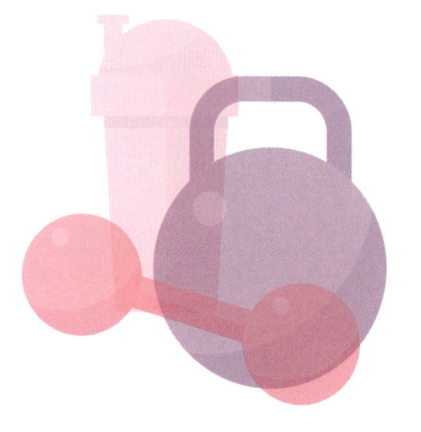

Existe um antigo ditado, no meio da medicina natural, que diz: "a morte começa no cólon". Pesquisas diversas, de fato, comprovam que 95% de todas as doenças têm início no intestino. Problemas digestivos, digestão fraca, são alguns dos maiores problemas da sociedade moderna. Isso ocorre em razão do estilo de vida baseado em uma alimentação inadequada e do alto nível de estresse.

É preciso entender que todo alimento ingerido vai causar algum efeito em nosso organismo, podendo ser benéfico ou prejudicial ao bom funcionamento dele. São as chamadas reações adversas aos alimentos (RAA), denominação empregada para qualquer reação anormal à ingestão de alimentos, independentemente de sua causa. Elas podem ser classificadas em imunomediadas, no caso das alergias alimentares, e não imunomediadas, sendo este o caso das intolerâncias alimentares.

Nas intolerâncias alimentares, por exemplo, na intolerância à lactose, a pessoa apresenta incapacidade de digerir a lactose, que vai sofrer fermentação, desencadeando sintomas mais relacionados ao trato gastrointestinal, como formação de gases, cólicas, estufamento, dores intestinais, mau hálito e até diarreia, porém não houve intermediação do sistema imunológico. Caso o indivíduo não apresente tal intolerância, ele é capaz de lidar com a lactose, com moderação, sem grandes repercussões para sua saúde.

A lactose é um açúcar presente no leite, e é formada por outros dois açúcares interligados, a galactose e a glucose. O leite da vaca contém, aproximadamente, 5% de lactose; e o leite materno apresenta em torno de 7%. Durante a fase de amamentação, os mamíferos produzem lactase, enzima capaz de desdobrar a lactose em galactose e glucose. Com o passar dos anos, a produção dessa enzima vai diminuindo, podendo-se instalar a intolerância à lactose. Essa diminuição da lactase é um processo natural geneticamente determinado, pois todos os mamíferos, exceto o homem, abandonam o leite na fase adulta. No entanto, graças a algumas das nossas bactérias (que produzem lactase), nossa capacidade de adaptação e à mutação genética, muitos adultos não sofrem desse problema, sendo capazes de digerir a lactose por toda a vida, atenção feita à raça negra, que costuma possuir capacidade diminuída de digerir a lactose.

Portanto, intolerância à lactose é um quadro mais tranquilo, pois não causa problemas inflamatórios, e sim digestivos. O problema maior no consumo dos laticínios não vem da lactose, e sim da proteína do leite. Ou seja, não adianta encher sua casa de produtos LACFREE acreditando estar fazendo bem à saúde, quando pode, na verdade, apenas diminuir um pouco a formação de gases. Se for difícil ficar sem queijo em sua vida, os de cabra ou búfala seriam as melhores opções, por possuírem um potencial alergênico menor que o de vaca.

Além disso, ao tomar leite de vaca, você acaba se expondo a diversos antibióticos (dados às vacas para combater as mastites recorrentes por conta da ordenha exagerada), a hormônios bovinos (para acelerar a produção do leite), ao formaldeído (formol, utilizado para o transporte), agrotóxicos (provenientes das rações dadas aos animais em confinamento), bisfenol A (presente nas embalagens), xenoestrogênio (por trás de casos de câncer de mama e próstata), endometriose, infertilidade, obesidade, autismo etc.

No caso das alergias alimentares, há envolvimento de mecanismos imunológicos, resultando em grande variabilidade de manifestações clínicas. Os alimentos com maior potencial alergênico são aqueles cujas proteínas são de difícil digestão, caso do glúten e da proteína do leite da vaca, mais especificamente a caseína. Elas estão diretamente ligadas a um quadro chamado de disbiose intestinal, que representa o desequilíbrio entre os micro-organismos que compõem sua "flora" intestinal, sendo este o principal fator desencadeador da inflamação crônica silenciosa, um distúrbio metabólico extremamente desfavorável à saúde do ser humano. Quase todas as mazelas da vida moderna estão direta ou indiretamente relacionadas à disbiose, desde má digestão, gases, gastrite, sinusites, rinites, candidíase, infecção urinária de repetição, enxaqueca, acne, asma, até problemas mais sérios, como depressão, doenças cardiovasculares e autoimunes, obesidade e o câncer. Até mesmo a falta de energia de viver pode ser consequência de uma disbiose. Em suma, disbiose quer dizer um grande "desastre ecológico dentro do corpo".

Estresse, remédios, maus hábitos alimentares (grãos refinados, industrializados, glúten, laticínios etc.) fazem com que seu corpo não consiga digerir adequadamente as proteínas dos alimentos. Essa proteína mal digerida pode cair na corrente sanguínea, formando imunocomplexos IgG e IgE. Esse imunocomplexo vai começar a circular e se instalar em algum lugar. As substâncias proinflamatórias liberadas para digerir as proteínas ficam circulando no sangue e causam retenção de líquido, inchaço, além de excitar células nervosas e causar cefaleia, agitação mental, irritabilidade, aumento da resistência à insulina e acúmulo de gordura, seja no fígado (esteatose) ou em demais áreas do corpo. Além disso, o indivíduo fica cansado e com falta de energia por conta da falta de glicose na célula, fazendo com que aumente a vontade de consumir alimentos calóricos.

O glúten é uma proteína amplamente distribuída em vários cereais, como o trigo e suas variedades, kamut e espelta, centeio, cevada, aveia (por contaminação) e malte, isso mesmo, o velho scotch possui glúten. O pão integral é dos que mais possuem glúten em sua composição, para render mais. A aveia é a que menos contém, até 50 g/d, e não mostrou efeitos adversos na nutrição e na mucosa intestinal dos celíacos, segundo um estudo finlandês.

No entanto, existe o que chamamos de sensibilidade ao glúten não celíaca, em que o consumo regular do glúten, mesmo para quem não for portador da doença celíaca, traz malefícios à saúde e, conforme inúmeros estudos, pode estar relacionado a doenças como DM I, síndrome de Hashimoto, psoríase, vitiligo, esteatose hepática não alcoólica (NASH), autismo, TDAH, dores musculares, artroses e artrite reumatoide, doença de Crohn etc. Nosso trigo é uma porcaria. A exclusão do glúten do cardápio pode ajudar na regressão de nódulos da tireoide, assim como aumentar o risco de um casal vir a engravidar, por, dentre outras razões, favorecer a absorção do ferro e ácido fólico dos alimentos.

Caseína (proteína do leite) e glúten interferem em receptores do SNC, alterando estímulos do receptor. Autistas beneficiam-se muito com a retirada desses alimentos, assim como os bebês com refluxo, quando a mãe elimina esses itens da dieta. A não exposição ao glúten até os 2 anos de idade diminui a probabilidade de vir a se manifestar doença celíaca e processos alérgicos na fase adulta.

Se você deseja perder peso de forma sustentável e envelhecer com mais qualidade é fundamental dar mais atenção aos seus hábitos de vida, especialmente no que diz respeito à alimentação. É preciso informar-se melhor, em boas fontes de informação, para evitar manipulações mercadológicas e distinguir entre o que é modismo e o que, de fato, é importante para sua saúde.

*Texto escrito por Dr. Eduardo Magalhães*
Nutrólogo

# A importância do sono para o treino

Não é somente com alimentação balanceada e bons exercícios que se faz um atleta e, ao falar isso, não me refiro apenas àqueles que praticam o fisiculturismo, mas àqueles que levam a academia a sério, como estilo de vida. Se você se identificou, continue lendo este texto, pois tenho uma coisa muito importante para contar: não adianta treinar vários dias por semana e ter a melhor alimentação do mundo, se você não dorme bem! Vou explicar mais adiante o motivo, mas já adianto que, se procura mais qualidade de vida, é necessário cuidar de todas as áreas que englobam a saúde, e o sono é um ponto essencial. Não só porque ele renova nossas energias, mas também porque os hormônios liberados durante este período são importantes para que todo o esforço feito durante o treino seja devidamente recompensado.

Falo isso porque existem dois fatores importantes que acontecem nestes dois meios: catabolismo e anabolismo. O primeiro é o consumo e gasto de energia, que expressa muito bem o que fazemos nas academias: a musculatura, durante o treino, sofre um "estresse" que é basicamente responsável pelo ganho muscular e pela perda de gordura. Isso acaba causando quebra das fibras musculares, que são necessárias para o aumento muscular, portanto, se elas estão destruídas, há maior necessidade de aminoácidos (que aumentam as fibras e tornam os músculos maiores, por sua vez). Mas esta reconstrução muscular não ocorre durante o treino, mas, sim, na cama! Seja lá qual for o período de sono que o deixa renovado (de seis a nove horas para adultos, geralmente), é extremamente necessário que tenha uma noite tranquila e de qualidade, pois seu corpo precisa desse repouso para recompor funções orgânicas e neurológicas.

É nisso que consiste a fase "anabólica" que mencionei no início do texto. O corpo recupera a energia gasta durante o treino e regenera as fibras desgastadas, além de repor as células perdidas e reconstruir tecidos. Já sabemos que, durante as fases do sono, hormônios como o HGH (do crescimento), a leptina (saciedade) e a testosterona são produzidos, portanto, é importante que as pessoas que treinam durmam bem. Um estudo feito pela Universidade de Chicago demonstrou que homens que dormiam menos de cinco horas por noite tiveram sua produção de testosterona em 15%, o que diminui a libido e influencia na massa muscular, densidade óssea e riscos de doenças causadas pelo baixo nível desse hormônio. Sabemos, também, que a falta de leptina nos faz ter menos saciedade, ou seja, fazer uma alimentação adequada para o treino fica difícil sem uma boa noite de sono! Devemos ter em mente que não adianta adequar duas ou três coisinhas para tornar nosso corpo musculoso e saudável sem que ele tenha o devido descanso!

## Sono e envelhecimento

Você sabia que, se não dormimos o suficiente, além de inibirmos a produção de todos os hormônios já citados, podemos envelhecer mais precocemente? Pois é, a diminuição da melatonina acarreta diversos problemas para o organismo, inclusive o envelhecimento precoce, pois, se não produzimos este importante hormônio, que age como antioxidante em nosso corpo, "abrimos a porta" para diversas doenças.

Se você não tiver uma boa noite de sono, isto é, uma noite reparadora, em que acorde se sentindo renovado, e não cansado, além de ficar menos produtivo que o normal, seu corpo poderá sofrer por não ter produzido os hormônios que produz enquanto você descansa. Para se ter uma ideia, se a pessoa dorme mal por muito tempo, isso pode se reverter em doenças sérias, e não apenas em algumas irregularidades no organismo. Quer um exemplo? O sono é uma etapa crucial para que o cérebro transforme a memória de curto prazo relevante em memória de longo prazo, uma vez que é na fase REM que a memória e o aprendizado são trabalhados no cérebro. Então, se você é daquelas pessoas que dormem mal e têm problemas de memória, já sabe a origem do transtorno! Explico: durante a noite, o cérebro faz uma varredura entre as informações acumuladas, guardando aquilo que considera primordial, descartando o supérfluo e fixando lições que aprendemos durante o dia que passou. Ou seja, se você não dorme bem, seu cérebro não realiza essa atividade, logo, sua memória fica comprometida. Mais ou menos como uma máquina! Com o tempo, se não desligamos corretamente nossos computadores, eles começam a dar problemas, justamente porque necessitam desse tempo para renovar os próprios mecanismos.

Além de prejudicar a memória, a falta de sono pode ocasionar problemas de obesidade, como já falei anteriormente. Isso porque a produção de leptina, durante a noite, é fundamental para que sejamos capazes de controlar a sensação de saciedade no decorrer do dia. Sem a produção correta deste hormônio, temos a ingestão exagerada de calorias durante o dia, a famosa "fome compulsiva", que parece nunca acabar. Segundo um estudo feito na Universidade de Chicago, pessoas que dormem de seis a oito horas por dia queimam mais gordura do que aquelas que dormem pouco ou têm o sono fragmentado. Além disso, a falta de sono reduz em 55% a queima da gordura, de acordo com os dados da pesquisa.

É importante entender também que o sono é fundamental para a produção de anticorpos e, segundo um estudo feito pela Universidade de Chicago, dormir pouco reduz a função imune e diminui o número de leucócitos, células responsáveis por combater corpos estranhos em nosso organismo. Os dados revelam que quem costuma dormir quatro horas por noite, por uma semana, tem os anticorpos reduzidos em até oito horas, ou seja, se você não está com o sono em dia, sua imunidade cai a ponto de favorecer doenças. Uma coisa acarreta outra, então, preste atenção no que pode fazer para melhorar a qualidade do seu sono! Uma boa noite de sono reduz problemas de saúde, então, se conseguir estabelecer uma rotina e relaxar a ponto de dormir tranquilamente sem acordar durante a noite, pode dar adeus ao envelhecimento precoce!

O sono de qualidade é um dos caminhos para uma vida com mais longevidade, uma vez que estamos deixando que nosso corpo descanse dos afazeres diários e tenha seu momento de renovação. Ninguém consegue dar conta de tudo, muito menos resolver todos os problemas do universo! Portanto, se vive estressado, e isso se reflete durante a noite, pare e pense no que você está trazendo para si mesmo. Hoje pode parecer que não faz tanta diferença, mas, quando chegar à terceira idade, com problemas de memória, problemas para emagrecer etc., você vai se lembrar do que poderia ter feito! Quer viver bem ou se arrepender depois?

*Texto escrito por Dr. Mohamad Barakat*
*Médico pós-graduado em Nutrologia e Metabologia e Endocrinologia*

# Como é formada a massa corporal

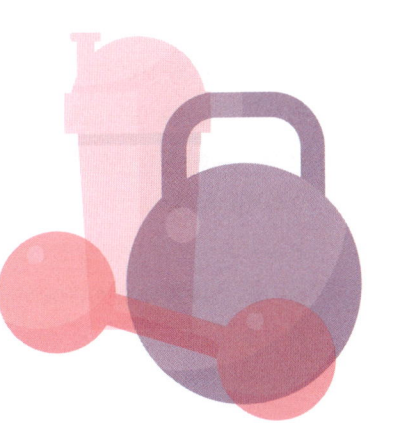

Muitos não têm consciência de como a massa total do corpo é formada, e isso é de extrema importância, uma vez que estamos nos referindo à nossa estrutura. E é disso que quero falar neste capítulo: a importância de fortalecer nossa musculatura e nossos ossos para cuidar da parte interna do corpo. Se ele estiver firme e forte, o risco de contrair ou desenvolver doenças que se relacionam aos órgãos diminuem muito, pois ele se torna bem protegido. Portanto, se você está esquecendo dessa parte, acompanhe-me e atente-se às lições!

Massa corporal é o quê? Gordura? Músculo? Quando alguém, tanto em clínicas quanto em academias, vai medir a composição corporal, leva-se em conta que o corpo é "dividido" em dois compartimentos, basicamente: um composto de gordura e o outro sem a presença dela. Desse modo, os classificamos como massa gorda e massa magra, por motivos óbvios. A massa gorda é o que podemos definir como o peso da gordura que possuímos, ou seja, é a massa que queremos perder. Entretanto, ela é importante, porque, em quantidades ideais, ajuda a proteger os órgãos e, em excesso, é responsável por causar diabetes, hipertensão, aumento do colesterol e problemas cardíacos. É aí que mora a atenção: é importante lembrar que essa gordura ajuda na síntese de hormônios, na transmissão de impulsos nervosos e na reserva de energia, portanto, todo o equilíbrio é bem-vindo!

Já a conhecida "massa magra" é composta não apenas de músculos, mas de órgãos vitais, ossos e líquidos corporais. Funciona basicamente assim: quanto maior for sua porcentagem em nosso corpo, maior e mais rápida é a perda calórica. Quando falamos em ganho de massa magra por meio de exercícios, estamos querendo dizer que vamos aumentar a massa muscular, massa óssea e o volume sanguíneo, então, não a confunda com massa muscular. Para aumentá-la, a alimentação e a prática de exercícios físicos são essenciais, então se atente à equação da diminuição da massa gorda (de forma balanceada) e do aumento da massa magra, para que o corpo se encontre em bom estado! Cuidar da estrutura é o primeiro passo para criar uma base sólida, e a saúde interna é apenas a consequência disso tudo!

## Exercícios anaeróbicos e aeróbicos na composição da massa corporal muscular

Agora que você compreendeu o conceito de massa corporal, vamos entender a diferença entre exercícios aeróbicos e anaeróbicos e descobrir como podemos usá-los para definir o corpo? Primeiro, eles estão ligados ao tipo de metabolismo energético que está sendo utilizado preferencialmente, e ambos podem ter qualquer tipo de intensidade. A escolha não interfere no modo como você praticará, mas, sim, em como fará. Quando falamos de exercícios aeróbicos, queremos dizer que o oxigênio é o fator principal, pois ele funcionará como fonte de queima dos substratos que vão produzir a energia transportada para o músculo que está em atividade. Esse é um tipo de exercício de longa duração, preferencialmente contínuo e de baixa ou moderada intensidade. É um estimulador da função dos sistemas cardiorrespiratório e vascular e também do metabolismo, uma vez que aumenta a capacidade cardíaca e pulmonar para suprir a energia do músculo a partir do consumo do oxigênio. Se você está precisando deste tipo de prática, a caminhada (desde que seja por mais de meia hora), a corrida, a pedalada, a natação e a dança são tipos de exercício que utilizam vários grupos musculares ao mesmo tempo, e a duração dos movimentos influencia mais do que a velocidade!

Já o exercício anaeróbico é aquele que utiliza uma forma de energia que não depende do uso de oxigênio e é feito com alta intensidade e curta duração, diferentemente do aeróbico. Ele envolve um esforço mais intenso, pois é realizado por um número limitado de músculos (também há produção de ácido láctico). Exemplos de exercícios anaeróbicos são: corridas de 100 metros rasos, saltos, arremessos de peso, bem como exercícios de força ou resistidos, como a musculação. Para a perda de gordura corporal, ambos os exercícios são eficazes, já que trabalham na aceleração do metabolismo. O ideal é associar esses dois tipos à dieta alimentar, uma vez que terão a função de acelerar, e a dieta, de produzir um déficit calórico que obriga o organismo a metabolizar as reservas de gordura. Mas atenção: apenas os exercícios aeróbicos podem metabolizar gorduras para que ocorra a produção de energia necessária ao esforço físico, considerando que esta quantidade é muito baixa se comparada às quantidades necessárias no processo de perda de gordura corporal. A maior queima de gorduras ocorre durante o pós-exercício, que é um fenômeno chamado *"afterburning"* e está presente tanto no aeróbico quanto no anaeróbico, sendo que ocorre em maior intensidade após exercícios anaeróbicos.

*Texto escrito por Dr. Mohamad Barakat*
Médico pós-graduado em Nutrologia e Metabologia e Endocrinologia

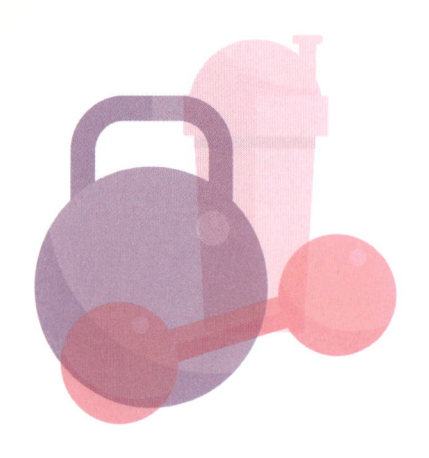

# Suco verde ou detox

O SUCO VERDE FAZ parte de um hábito alimentar que adquiri há alguns anos. Às vezes, me perguntam por que tomo suco de couve, e eu respondo: "Porque é um banho de vitaminas! Desintoxica meu organismo e, de quebra, me ajuda a ter pele e cabelos mais bonitos e saudáveis".

## Por que o suco detox é importante?

Segundo a Dra. Gisele Savioli, o suco possui propriedades antioxidantes, ou seja, neutraliza os radicais livres, combatendo a oxidação das estruturas celulares e, assim, prevenindo doenças, como câncer, doenças cardíacas e de pele, além de auxiliar no bom funcionamento das funções cerebrais e prevenir o envelhecimento precoce.

Alguns fatores do nosso cotidiano ajudam a aumentar as toxinas no organismo, como, por exemplo, o estresse, o tabagismo, a poluição, o excesso de sol, alimentos ricos em sal, açúcar, gordura, corantes, agrotóxicos, conservantes, entre outros. O fígado é o órgão responsável pela eliminação das toxinas, e o suco detox acaba dando uma ajudinha para eliminar os excessos.

A principal característica do suco detox é o poder de desintoxicar, pois seus componentes são ricos em antioxidantes e vários outros nutrientes.

A couve é a base desse suco e, segundo os nutricionistas, contém inúmeros benefícios. Confira alguns:
- ação anti-inflamatória;
- ajudar o corpo a se livrar do acúmulo da gordura;
- ação cicatrizante;
- fonte de cálcio e magnésio, o que garante a saúde dos ossos;
- manter a pressão arterial sob controle;
- ajudar a melhorar o humor;
- fonte de enxofre, que é importante para reconstruir tecidos;
- ação antioxidante.

Enfim, esse suco é uma farmácia natural e um grande aliado da beleza.

Por falta de tempo, não é todo dia que consigo beber o suco em jejum, mas tento fazê-lo pelo menos três vezes por semana. Depois de viagens ou de uma semana de eventos e festas, acabo engordando e, quando inicio a dieta para eliminar os quilos que vieram sem permissão, o suco verde faz parte da minha estratégia e do meu planejamento para alcançar com sucesso minha meta.

A principal função do suco verde é, realmente, a desintoxicação, mas sempre acrescento à receita um pedaço pequeno de gengibre, que é termogênico natural e, segundo estudos e pesquisas, ajuda a acelerar o metabolismo. Junto com os benefícios da couve, ele acaba dando uma forcinha para diminuir a retenção de líquidos, sempre aliado a uma dieta e a exercícios físicos, claro.

## Como fazer um suco detox

Existem várias receitas desse suco, e separei algumas das que mais gosto para compartilhar com você neste livro. Você pode criar um suco com folhas verdes e frutas da sua preferência, mas há algumas dicas valiosas que podem ser seguidas para incluir o suco verde na sua alimentação.

• Compre a couve orgânica; se sua casa possibilitar que tenha uma horta, melhor ainda.

• Lave as folhas e guarde-as na geladeira em um recipiente de vidro com tampa ou congele-as em saquinhos próprios para freezer; assim, será mais prático utilizá-las.

• Se optar por um suco mais completo, com outras folhas verdes, a dica é fazer o gelinho verde, assim, você evita perder as folhas. Para fazer o gelinho verde, basta passar as folhas já higienizadas pela centrífuga ou batê-las no liquidificador, colocar a pastinha verde em formas de gelo e deixar no freezer; para cada suco, pode-se utilizar de um a dois cubos, junto com as frutas.

• Prefira frutas mais doces, para que o sabor da fruta prevaleça sobre o da couve e não seja necessário adoçar com mel. Eu gosto de fazer o suco com maçã, melão, abacaxi ou laranja.

• Para que o suco tenha ação termogênica, o gengibre, além de fornecer muitos benefícios à saúde, é excelente.

• Gosto de adicionar ao suco uma colher de sopa de linhaça ou chia.

## Por que tomar em jejum?

Segundo os nutricionistas, quando estamos em jejum, nosso organismo absorve melhor os nutrientes. Por isso, esse é o momento mais indicado para tomar o suco detox, lembrando que ele é um complemento para o café da manhã, e não a refeição completa.

Tomo o suco sempre na hora do preparo, já que a intenção é aproveitar ao máximo todos os nutrientes. Então, espero alguns minutos e faço minha refeição matutina completa, com carboidrato integral, proteína e gordura boa.

*Muita gente faz cara feia quando falo do suco de couve. Minha reação, quando ouvi falar sobre esse suco pela primeira vez, foi a mesma, mas resolvi experimentar em razão dos inúmeros benefícios que traz para a saúde, e posso garantir que não é esse horror e que o sabor das frutas prevalece sobre o da couve. Mas, de qualquer forma, vale ou não vale a pena beber o suco para garantir saúde e beleza para a pele, para o cabelo e para as unhas? Vale muito!*

# Receitas práticas para o dia a dia

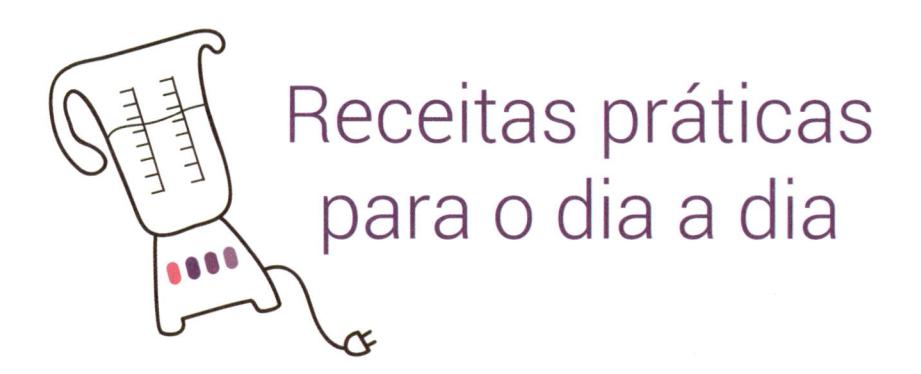

Com a correria do dia a dia, praticidade é a palavra-chave. Seguir uma dieta saudável não é difícil, como alguns pensam e, para manter uma rotina saudável, priorizo as receitas *light* com ingredientes mais acessíveis e fáceis de fazer e sempre analiso o valor nutricional de cada alimento, para que os resultados da dieta ou da reeducação alimentar não sejam comprometidos.

Opções saudáveis e saborosas não faltam: inúmeros sites disponibilizam receitas fáceis e práticas. E, para desmistificar o conceito de que comida saudável é sinônimo de trabalho na cozinha, vou passar algumas receitinhas básicas que utilizo no meu dia a dia.

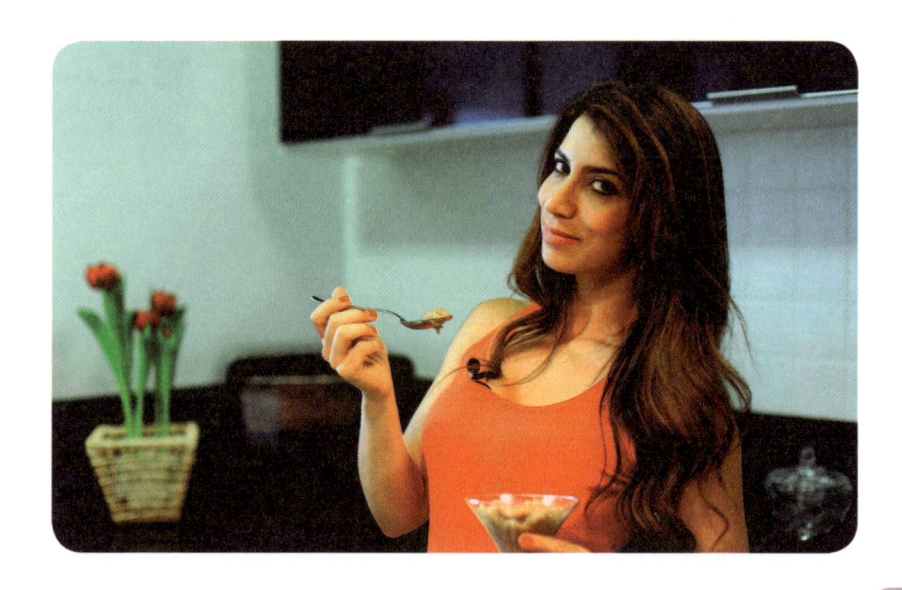

# Suco Detox

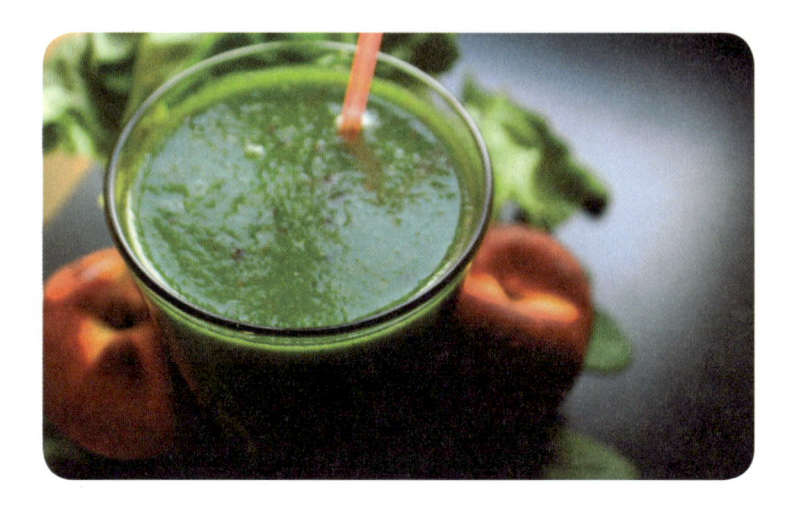

Como mencionei, existem várias receitas de suco verde, mas selecionei algumas que costumo fazer.

Normalmente, faço o gelinho verde com couve, agrião, espinafre e hortelã, mas você pode fazê-lo com as folhas que preferir.

A maneira mais prática é lavar as folhas da couve, retirar o talo (reserve os talos para fazer ensopados de legumes ou frango), enrolá-las como charutinhos, colocá-las em saquinhos plásticos próprios para freezer e levá-las ao congelador. É assim que tenho feito ultimamente.

### Receita 1
Em termos nutritivos, acho essa a mais completa.

- **Ingredientes**

1/2 laranja descascada, sem o caroço e com bagaço
1 pedaço de cenoura
1/2 maçã grande ou 1 maçã pequena
1 cubo de gelinho verde ou 1 folha de couve
1 lasca de gengibre

- **Modo de preparo**

Bata tudo no liquidificador e coe, se achar necessário.

### Receita 2
Acho essa receita a mais gostosa, e ela fica bem cremosa.

- **Ingredientes**

1 banana
1 pedaço de abacaxi
1 colher (de café) de canela em pó
2 cubos de gelinho verde ou 1 folha de couve

- **Modo de preparo**

Bata tudo no liquidificador.

## Receita 3

• **Ingredientes**
1 cubo de gelinho verde ou 1 folha de couve
1 pedaço de abacaxi
1/2 maçã grande ou 1 maçã pequena
1 ramo de hortelã

• **Modo de preparo**
Bata tudo no liquidificador.

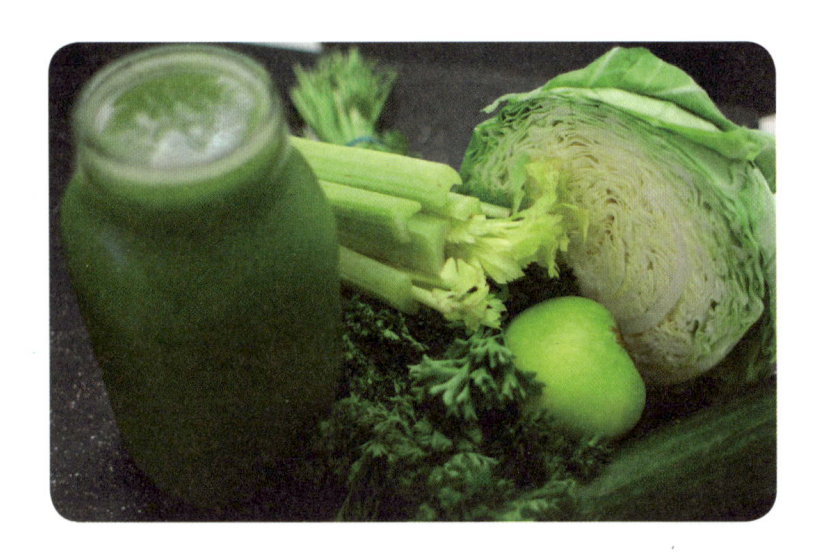

# Suco do Verão

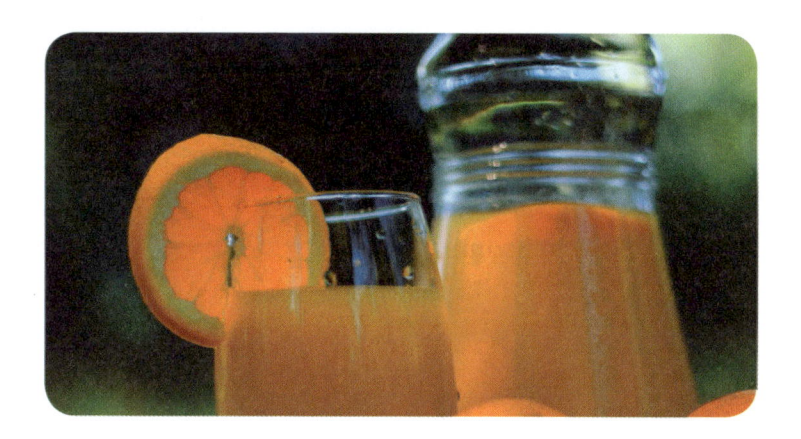

Quando o verão se aproxima, todo mundo procura dicas e receitas para um bronzeado perfeito e saudável, não é mesmo? Eu costumo ter alguns cuidados e mantenho alguns rituais, apesar de me expor pouco ao sol.

Entre esses meus rituais de beleza no verão estão:

- Esfoliar a pele: antes de me expor ao sol, faço uma pastinha de fubá com mel e passo no corpo com movimentos circulares e suaves durante o banho. Isso garante um bronzeado mais uniforme e uma pele mais macia.
- Beber bastante água: o sol, a praia e a piscina costumam ressecar a pele, por isso, no verão, procuro beber mais água.
- Evitar banhos quentes: banhos muito quentes também ressecam a pele.
- Usar hidratantes corporais que contenham óleo de amêndoas e vitamina E.
- Consumir alimentos ricos em betacaroteno, como cenoura, mamão, abóbora, verduras verde-escuras, laranja, entre outros, que ajudam a acelerar o bronzeado.

Então, nessa época, invisto em sucos com mais betacaroteno.

## Receitas

Começo a tomar esse suco um mês antes de começar a me expor ao sol, e o bronzeado fica perfeito. Gosto de complementá-lo com um pedacinho de gengibre, por ser um termogênico natural.

Há pessoas que preferem tomar suplementos de betacaroteno. Eu, particularmente, prefiro meus sucos naturais, deliciosos, nutritivos e antioxidantes.

Vale aqui uma observação: excesso de betacaroteno pode deixar a pele alaranjada.

Por isso, é sempre bom consultar-se com médicos e fazer exames para ter a certeza de que está fazendo a coisa certa.

### Receita 1

- **Ingredientes**

1/2 mamão
1 cenoura média
1 colher (de sopa) de linhaça
1 copo pequeno de água
Caso necessário, adoce, a gosto, com mel.

- **Modo de preparo**

Bata tudo no liquidificador.

### Receita 2

- **Ingredientes**

1/2 beterraba
Suco de 1 laranja ou a laranja sem a casca e com o bagaço
1 colher (de sopa) de chia
1/2 cenoura
Caso necessário, adoce, a gosto, com mel.

- **Modo de preparo**

Bata tudo no liquidificador.

# Mingau de aveia

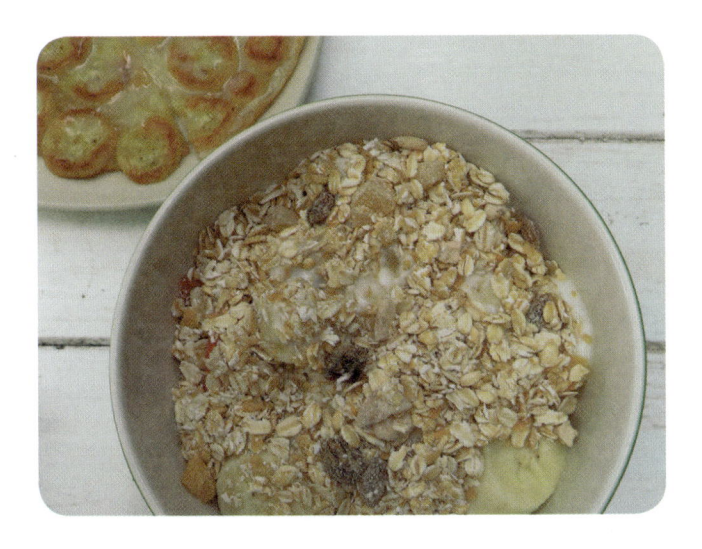

Esse mingau é muito fácil de fazer e muito gostoso. Faz parte da minha rotina alimentar, seja no café da manhã, no pré-treino ou no lanche da tarde. É uma ótima pedida, principalmente no inverno, e no verão também pode ser servido frio. Seja qual for a estação, sempre faço meu bom e velho mingau. Não há uma medida exata, e você pode deixar mais grossinho, colocando mais aveia, ou mais fino, com menos aveia; depende de sua preferência.

• **Ingredientes**

200 ml de leite da sua preferência (eu uso leite de amêndoas)
4 colheres (de sopa) de farelo de aveia
1 banana pequena picada
2 nozes picadas
1 *scoop* de *whey protein* (opcional)
Canela ou cacau em pó a gosto
Adoçante a gosto (se necessário)

• **Modo de preparo**

Misture todos os ingredientes, leve ao fogo sem parar de mexer e espere engrossar. Está pronto! Costumo colocar *whey protein* quando consumo o mingau antes de treinar, pois a proteína também tem papel importante na refeição pré-treino.

# Mingau de quinoa

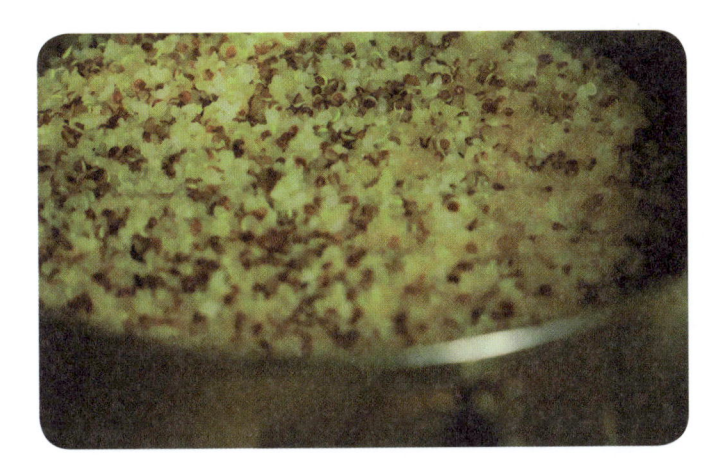

A quinoa é um dos alimentos mais nutritivos. Rica em proteína, ferro, ômega 3 e 6, ela também está sempre presente na minha rotina alimentar. Costumo substituir o arroz por quinoa em grãos (é o mesmo preparo do arroz), e também consumo habitualmente o mingau de quinoa, que adoro.

- **Ingredientes**

1 xícara de quinoa em grãos
1 1/2 xícara de água
1 1/2 xícara de leite (uso leite de amêndoas)
2 sachês de adoçante (uso Stevia) ou mel
1 colher de chá de canela em pó
1 banana picada

- **Ingredientes opcionais**

1 porção de uvas-passas
1 porção de amêndoas ou nozes picadas

- **Modo de preparo**

Leve a água, o leite e a quinoa ao fogo.

Depois de ferver, diminua o fogo para médio-baixo, acrescente a banana, tampe a panela e deixe cozinhar até que a quinoa esteja macia. Dê uma mexida para ver a consistência, que deve estar parecida com a de um mingau de aveia. Se achar que precisa de mais líquido, adicione mais leite e deixe cozinhar mais um pouco. Coloque o adoçante ou o mel a gosto.

Tire do fogo e misture a canela e, caso deseje, as uvas-passas ou as nozes.

Prontinho! Ser saudável é muito gostoso.

# Panquecas

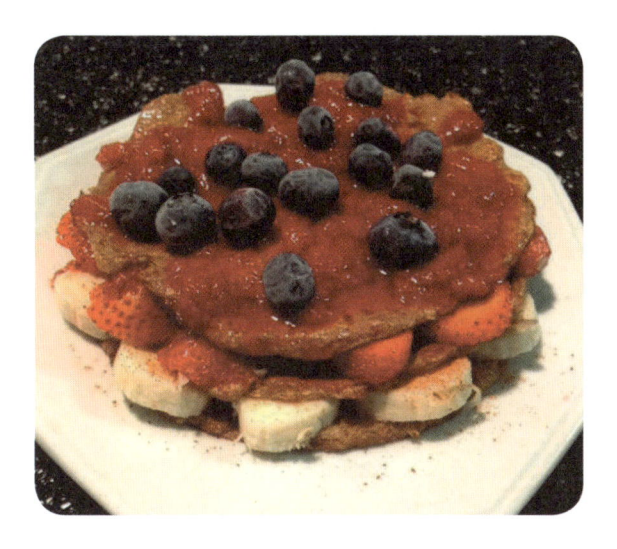

Comer só omeletes enjoa, não é? Essa panqueca é uma opção deliciosa, nutritiva, saudável e *light*, além de ser rica em proteína e carboidrato integral, ideal para o café da manhã, para o lanche da tarde e para o pré-treino.

Essa é uma receita muito fácil de fazer e prática. Não é preciso ter nenhuma experiência na cozinha e, em menos de 3 minutos, você já tem essa delícia pronta.

# Panqueca de banana

> **• Ingredientes**
> 1 ovo e 1 clara (se preferir, pode fazer só com um 1 ovo)
> 1 banana amassada
> 2 colheres (de sopa) de farelo de aveia
> 1 colher (de sopa) de linhaça
> 1 colher (de chá) de canela em pó ou gotas de baunilha
> Adoçante (Stevia) a gosto, se necessário

**• Modo de preparo**

Misture tudo com um garfo, em uma tigela.

Unte uma frigideira antiaderente com óleo de coco e leve ao fogo baixo. Coloque a massa e deixe assar com tampa até ficar firme; depois, vire para assar o outro lado.

Na foto que ilustra esta receita, dividi a massa em três partes, fiz panquecas mais finas e recheei com bananas e canela. A cobertura é uma calda de morangos, e enfeitei-a com morangos e mirtilos.

A calda é simples: morangos, um pouquinho de água e adoçante. Leve ao fogo até engrossar.

Você pode fazer só uma panqueca, tipo americana, com uma cobertura de geleia sem açúcar, pasta de amendoim, frutas e castanhas ou apenas polvilhá-la com canela.

## Panqueca de batata-doce

• **Ingredientes**
100 gramas de batata-doce cozida
1 ovo inteiro
1 clara de ovo
Canela em pó a gosto (para polvilhar depois de pronta)
Adoçante ou açúcar mascavo/demerara a gosto

• **Modo de preparo**

Bata tudo no liquidificador, exceto a canela. Unte uma frigideira antiaderente com óleo de coco e asse a panqueca; vire-a para assar os dois lados.

Depois de pronta, polvilhe com canela em pó.

Se a sua dieta pedir mais carboidrato, coloque mais batata-doce; se pedir mais proteína, você pode acrescentar um *scoop* de *whey protein* ou mais claras.

# Crepioca

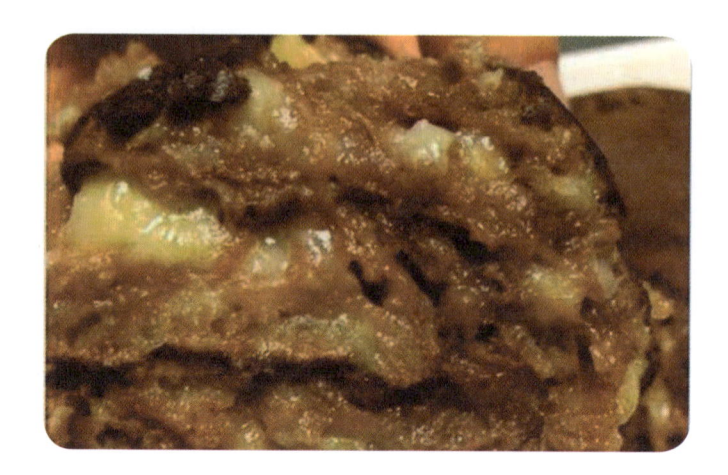

Esta receita fica realmente deliciosa! E é do jeito que gosto: prática e fácil de fazer.

É uma opção muito saudável e deliciosa para o café da manhã, para o lanche da tarde e, claro, para o pré-treino.

### Crepioca de chocolate

- **Ingredientes**
- 1 ovo
- 1 banana amassada
- 2 colheres (de sopa) de goma de tapioca
- 1 colher (de sobremesa) de cacau em pó
- 1 sachê de adoçante (opcional)

- **Modo de preparo**

Misture tudo com uma colher e leve para assar em frigideira antiaderente untada com óleo de coco.

Tampe e deixe assar. Quando estiver quase assada (ainda mole no meio), coloque chocolate picado 60% de cacau por cima. Espere derreter, e está pronta!

Vire como quiser ou deixe no formato de uma panqueca mesmo. Fica tuuuudo!

E é possível variar os sabores, como você verá na receita a seguir.

## Crepioca prestígio

Faça a mesma panqueca da receita anterior. Mudaremos apenas o recheio.

- **Ingredientes para o recheio**

1/2 xícara de leite da sua preferência (eu uso o leite de amêndoas)
2 colheres (de sopa) de leite de coco *light*
1 ou 2 sachês de adoçante ou 2 colheres de açúcar demerara
1 colher (de sopa) de coco ralado
1/2 colher (de sopa) de amido de milho

- **Modo de preparo**

Misture tudo em uma panela e leve ao fogo, mexendo sempre até engrossar.

Se preferir, a crepioca pode ser feita sem recheio, e também fica muito top!

# Granola caseira

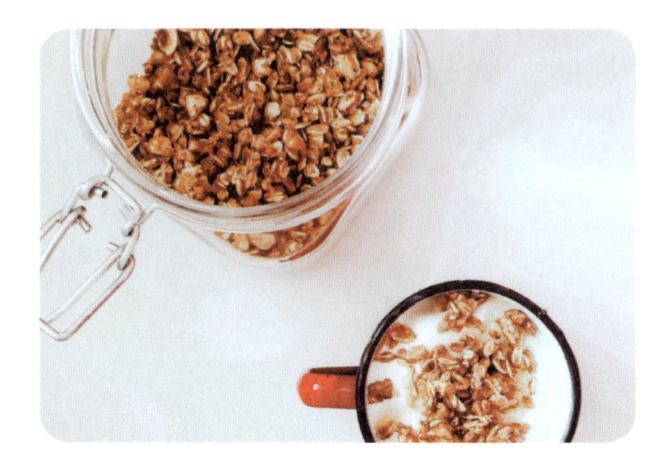

Para quem quer uma granola mais saudável, sem açúcar e conservantes, há a opção de fazê-la em casa!

A granola é uma excelente fonte de vitaminas e fibras, seu consumo vale a pena, e é uma delícia.

• **Ingredientes**

1/2 xícara (de chá) de aveia em flocos grossos
1/2 colher (de café) de canela em pó
1 colher (de sopa) de uvas-passas
1 colher (de sopa) de damasco picado
3 castanhas-do-pará picadas grosseiramente
1 colher (de sopa) de sementes de chia
1 colher (de sopa) de coco fresco ralado
1 colher (de sopa) de xarope de agave
1 colher (de sopa) de óleo de coco

• **Modo de preparo**

Coloque a aveia em uma assadeira, acrescente a castanha-do--pará, a canela em pó e o coco ralado. Regue com o xarope de agave e o óleo de coco. Misture bem e espalhe uniformemente sobre a assadeira.

Leve ao forno, mexendo de 5 em 5 minutos, até que fique dourada. Tire a granola do forno, junte as frutas picadas e a chia. Deixe esfriar e guarde em um recipiente bem fechado por até duas semanas.

# Saladas

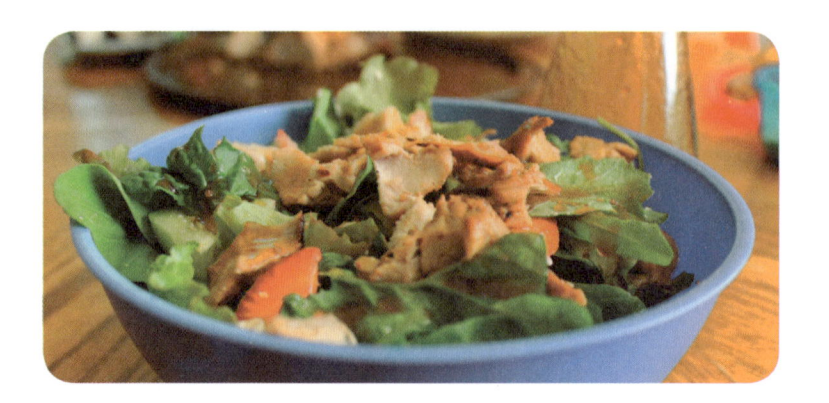

Muita gente tem dificuldade de gostar de saladas e acha muito sem graça comer só salada, não é? A salada, feita apenas com tomates e alface, deve ser mesmo sem graça, realmente não motiva ninguém.

Vou, portanto, dar-lhe algumas sugestões de saladas elaboradas, completas e deliciosas. Tenho certeza de que você vai mudar de opinião. Eu, particularmente, adoro todas essas opções.

Confira algumas saladas elaboradas pelo chef Alexandre Saboia e, claro, uma que eu mesma adoro fazer em casa.

• Mix de alface e rúcula, pedacinhos de tomate seco, queijo branco cortadinho, folhas de manjericão, coberta com castanhas-do-pará quebradas e temperada com molho de mostarda e mel.

• Combinação de alface-americana, rúcula, muçarela de búfala, tomate seco, palmito, azeitonas pretas e parmesão, temperada com molho de mostarda com alcaparras.

• *Carpaccio* de salmão, alface-americana (ou outra de sua preferência) tomate cereja, queijo brie e gergelim, com molho de mostarda e mel.

• Folhas de alface-americana, cenoura e beterraba raladas, tiras de frango grelhado, fatias de manga, queijo branco e croutons integrais. Tempere a gosto.

Essa é uma das saladas que preparo em casa. Gosto de saladas bem coloridas, então, junto o que tenho em casa e... aí está: uma "saladona".

A salada da foto que ilustra esta receita foi feita com frango, mas gosto muito de saladas com atum também.

• **Ingredientes**
Alface, tomate picado, cenoura ralada, queijo branco, palmito cortadinho, ovos cozidos e frango grelhado. Temperei com azeite extravirgem e vinagre balsâmico.

Gosto muito, também, de temperar saladas com molho de mostarda sem açúcar e mel. Esse, na verdade, é meu molho preferido.

Você também pode criar sua "saladona", de acordo com suas preferências. Elas podem, sim, ser nosso prato principal; basta usar a criatividade e deixá-las bem saborosas e completas.

# Omeletes

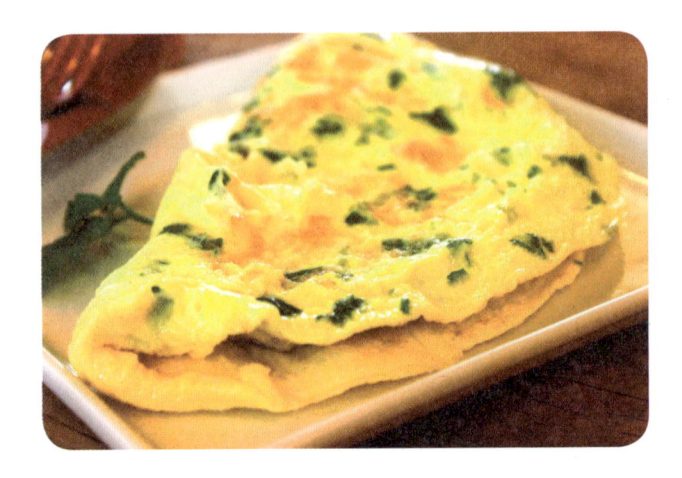

Este é um prato muito nutritivo, *light*, proteico, fácil e rápido de fazer. Você pode fazer desde uma simples omelete até uma receita mais completa e criativa.

Por todas essas razões, a omelete é a minha receita predileta no dia a dia e, para variar, estou sempre inventando uma receita diferente, utilizando ingredientes saudáveis e nutritivos.

A omelete sempre está em uma das minhas refeições: pré-treino, pós-treino, café da manhã, almoço ou jantar.

Sempre uso 2 claras para 1 gema, por gosto pessoal, mas você pode fazer como quiser ou como seu nutricionista indicar.

Confira algumas receitas para incluir esse alimento maravilhoso no seu cardápio.

## Omelete de queijo branco e peito de peru

- **Ingredientes**

2 claras e 1 gema
1 fatia de queijo branco cortada em cubinhos
2 fatias de peito de peru cortadinhas
1/2 cebola ralada ou picadinha
1/2 tomate picadinho
1 punhado de salsa
1 pitada de sal

- **Modo de preparo**

Junte todos os ingredientes em uma tigela e leve para uma frigideira antiaderente untada com óleo de coco. Abafe com uma tampa e, em fogo baixo, espere ficar firme.

Você também pode, se preferir, rechear com frango desfiado e requeijão *light*.

Fica uma delícia!

## Omelete colorida

- **Ingredientes**

2 claras e 1 gema
1/2 cebola picadinha
1/2 cenoura ralada
1/2 pimentão picadinho
1/2 tomate picadinho
2 colheres de milho-verde
1 colher rasa de linhaça
Sal e orégano a gosto

- **Modo de preparo**

Junte todos os ingredientes em uma tigela e leve para uma frigideira antiaderente untada com óleo de coco. Abafe com uma tampa e, em fogo baixo, espere ficar firme.

## Omelete sofisticada

• **Ingredientes**
3 ovos
1/2 abobrinha cortada em tiras
1 palmito picado
1/2 cebola picada
1 xícara de shiitake ou o cogumelo de sua preferência
Salsinha e sal a gosto
Tempere com páprica, pimenta síria ou pimenta-do-reino a gosto.

• **Modo de preparo**

Com um fio de óleo de coco, refogue a cebola, junte a abobrinha, o cogumelo e reserve. Em uma tigela, misture os outros ingredientes e adicione-os ao refogado. Leve para uma frigideira antiaderente untada com óleo de coco, tampe e espere ficar firme.

## Omelete de espinafre

• **Ingredientes**
3 ovos
1 xícara de espinafre cru picado
1 xícara de palmito picado
1/2 xícara de queijo parmesão ralado
Sal e pimenta-do-reino a gosto

• **Modo de preparo**

Misture todos os ingredientes, menos o queijo parmesão, e coloque-os em uma frigideira antiaderente untada com óleo de coco. Coloque o parmesão por cima e leve para assar em forno médio ou em fogo baixo, até ficar firme.

(Receita do chef Alexandre Saboia)

# Farofa de quinoa

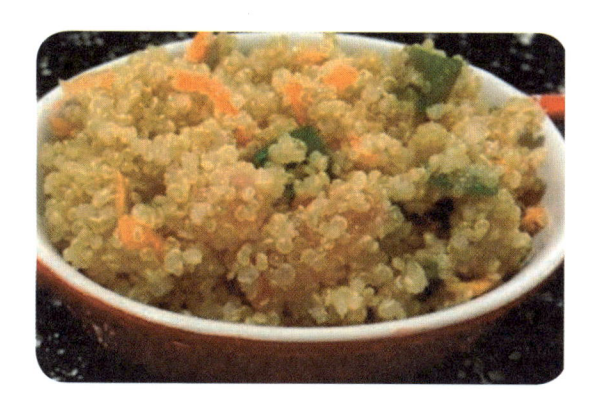

Em pesquisas sobre alimentos saudáveis e nutritivos, encontrei a quinoa, que faz parte da minha rotina alimentar por ser completa em nutrientes. Em casa, não falta.

A quinoa tem sabor neutro, então tem a vantagem de ser facilmente combinada com outros alimentos. Consumo quinoa em flocos com frutas e iogurte ou em grãos em receitas, como a farofa e salada de quinoa.

As duas receitas são excelentes acompanhamentos.

## Farofa quente de quinoa

**• Ingredientes**
2 xícaras (de chá) de quinoa em grãos cozida
1/2 xícara de uvas-passas
1/2 xícara de nozes picadas
1 cenoura ralada
3 ovos
Cebola picadinha a gosto
Sal a gosto

• **Modo de preparo**

Cozinhe a quinoa com água e um pouquinho de sal, por 15 a 20 minutos, da mesma maneira que cozinha o arroz, acrescente as uvas-passas e a cenoura ralada no fim do cozimento.

Em outra panela, refogue, com óleo vegetal, a cebola, os ovos e mexa (faça ovos mexidos), depois é só juntar a quinoa cozida com os ovos mexidos, acrescentar nozes picadas (opcional) e acertar o sal.

## Salada fria de quinoa

• **Ingredientes**

1 xícara de quinoa cozida por 15 a 20 minutos com uma pitada de sal.
Reservar na geladeira até esfriar.
8 unidades de tomate cereja cortados em quatro
1 xícara de manjericão (folhas frescas)
100 ml de azeite extravirgem
50 gramas de queijo branco cortado em cubos
1 cebola picadinha (opcional)
1/2 pepino cortado em cubinhos
Sal e pimenta-do-reino a gosto

• **Modo de preparo**

Bater no liquidificador o manjericão com azeite até obter uma pasta homogênea. Tempere a mistura com sal e pimenta-do-reino a gosto. Misture a quinoa com os outros ingredientes e a pasta do manjericão.

# Arroz 7 cereais com frango

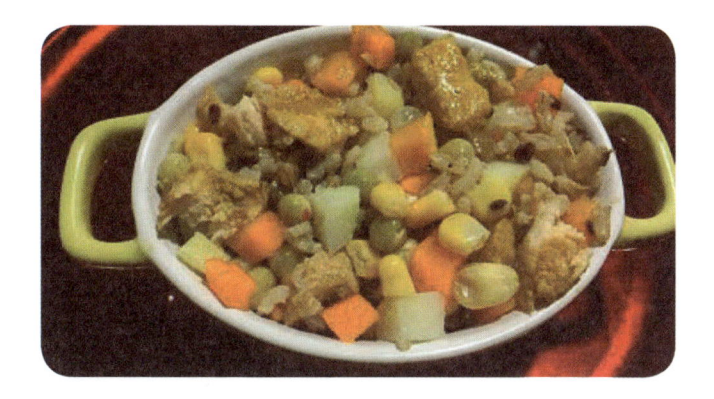

Receita prática com carboidrato integral e proteína magra, quem não gosta? Pode congelar em porções individuais para as refeições seguintes.

- **Ingredientes**

1/2 cebola picada
1 lata de milho em conserva sem a água ou *in natura*
1 cenoura picada
1 lata de ervilha sem água
3 xícaras de arroz 7 cereais cozido
1 colher (de sopa) de salsa picada
1 xícara de vagem
Peito de frango sem pele e sem osso em cubos
Sal e pimenta a gosto

- **Modo de preparo**

Em uma panela, refogue a cebola com um fio de óleo de coco, acrescente o frango, tempere com sal, pimenta e deixe refogar por alguns minutos. Acrescente um pouco de água, a cenoura, a vagem e deixe cozinhar até que os legumes estejam macios e a água reduza de volume. Junte o milho, ervilha, salsa e o arroz 7 cereais já cozido. Está pronto para servir.

# Escondidinho de batata-doce com frango

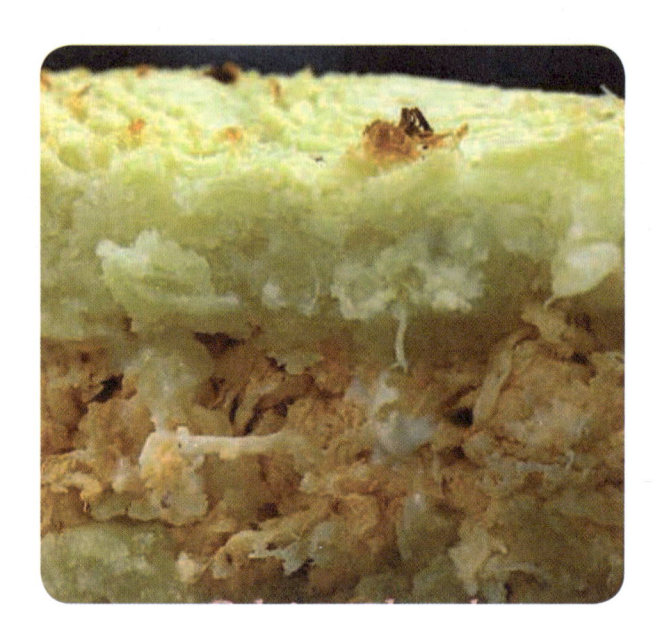

Esta é uma receita completa: tem carboidrato do bem e proteína, é deliciosa e fácil de fazer.

Uma excelente opção para o almoço, para o lanche ou para o pré-treino. Você pode até congelar e garantir o pré-treino da semana.

- **Ingredientes**

1 batata-doce cozida e espremida (para uma forma média, uso 1 kg de batata-doce)
1 pote de requeijão *light*
1 peito de frango cozido e desfiado

- **Modo de preparo**

Depois de cozida, ainda morna, passe a batata-doce pelo espremedor ou amasse-a com o garfo.

Cozinhe o peito de frango com sal a gosto. Depois de cozido, desfie-o e reserve-o.

Em uma panela, refogue cebola e alho com um fio de óleo e tomate picadinho.

Misture o frango desfiado ao refogado da panela e tempere com cheiro-verde, colorau, pimenta-do-reino, orégano, sal. Enfim, tempere de acordo com seu gosto.

- **Montagem**

Coloque no fundo de uma forma média metade da batata-doce e amasse bem com uma colher. Depois, coloque o frango desfiado e colheradas de requeijão *light* por cima do frango. Coloque a outra metade da batata-doce, aperte com uma colher e leve para assar em forno médio por, aproximadamente, 20 minutos, ou até dourar a parte de cima.

# Salgado *fit* de batata-doce

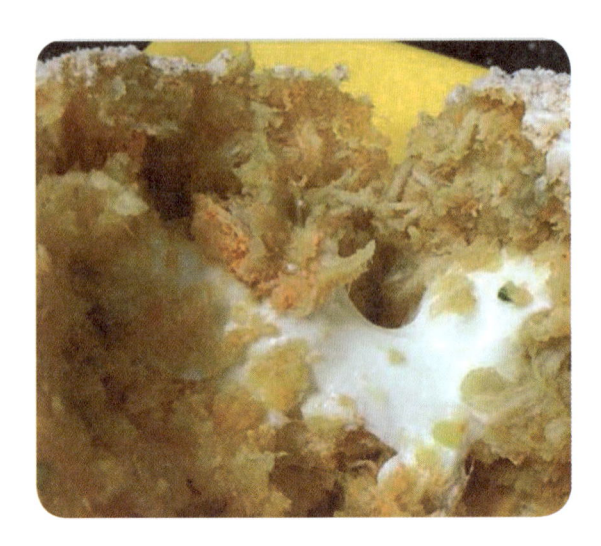

Existem muitas receitas de bolinhos como este. Nesta receita, acrescentei alguns ingredientes e facilitei seu modo de preparo. Fiz isso porque gosto de praticidade, inclusive nas receitas.

Você, marombeiro querido, que não aguenta mais comer batata-doce antes do treino, calma. Faça esse bolinho e seja feliz. Comer todo dia a mesma coisa deixará de ser um problema.

• **Ingredientes**

3 batatas-doces médias ou 2 grandes
1 clara
5 colheres (de sopa) de farelo de aveia ou outra farinha (farinha de linhaça, farinha de coco)
1 pitada de sal
2 xícaras de frango desfiado já temperado para dar o ponto de enrolar (essa medida pode variar)
1 gema para pincelar

• **Modo de preparo**

Cozinhe as batatas-doces até ficarem bem macias. Passe-as por um espremedor de batatas ou amasse-as com o garfo.

Junte a clara, a aveia, o sal e misture. Vá acrescentando o frango desfiado até dar ponto de enrolar os bolinhos.

Abra a massa ao meio, coloque o recheio de sua preferência e feche, formando uma bola. Pincele com gema (opcional) e salpique gergelim, orégano ou farinha de linhaça.

Coloque em uma forma antiaderente ou em uma forma de alumínio untada com óleo de coco. Leve para assar em forno médio, por cerca de 30 ou 40 minutos (o tempo pode variar, dependendo do forno). Se estiver congelado, tire do freezer direto para o forno e deixe por volta de 50 minutos ou até dourar.

Esses bolinhos são ótimos para congelar, e essa é, aliás, uma de suas vantagens, já que nos possibilita ter lanches prontos a qualquer momento. O ideal é consumir em até uma semana, já que nosso bolinho é livre de conservantes.

- **Opções de recheio**

Frango desfiado e já temperado com requeijão *light* cream cheese, tomate picadinho, orégano, nozes picadas e uvas-passas. Atum com tomate picadinho.

Você pode rechear de acordo com sua preferência. Só não vale colocar queijo amarelo e cheio de gordura, porque nosso objetivo aqui é ser saudável, certo?

Esta receita rende 5 bolinhos grandes ou 6 bolinhos médios. Esse bolinho pode ser seu pré-treino, um lanche entre as principais refeições e até mesmo sua refeição principal, acompanhado de uma salada, já que contém carboidrato de baixo índice glicêmico e proteína.

Dica: Leve os bolinhos ao freezer em uma forma por, pelo menos, 6 horas, para que congelem sem perder a forma. Depois que já estiverem mais durinhos, coloque-os em um saco plástico próprio para alimentos e deixe no freezer por até uma semana.

# Sopa de lentilha ou ervilha

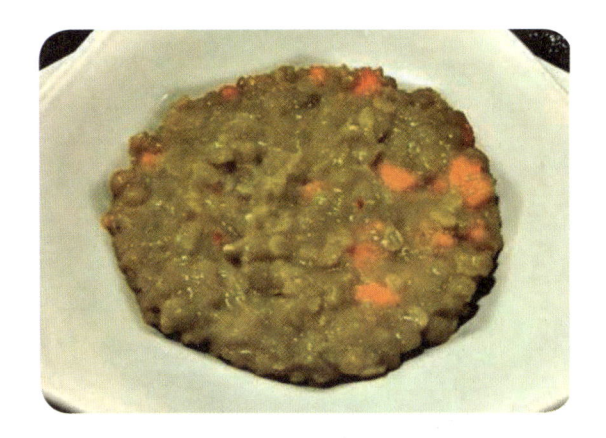

- **Ingredientes**

2 xícaras de lentilha ou ervilha
1 cebola picada
2 dentes de alho
1 cenoura picada
5 xícaras de água (aproximadamente)
Sal e pimenta-do-reino a gosto
Folha de louro (opcional)

- **Modo de preparo**

Gosto de deixar a lentilha ou a ervilha de molho na água de um dia para o outro, ou algumas horas antes do preparo, pois isso diminui o tempo de cozimento.

Em uma panela grande, refogue a cebola e o alho com um fio de óleo. Acrescente a cenoura, a lentilha ou a ervilha, os temperos e a água, até cobrir tudo. Espere cozinhar até que os grãos estejam macios. Acerte o sal.

Se desejar fazer um creme, basta bater no liquidificador depois de pronto. Esta é uma refeição leve, perfeita para o jantar nos dias frios.

# Sal de ervas

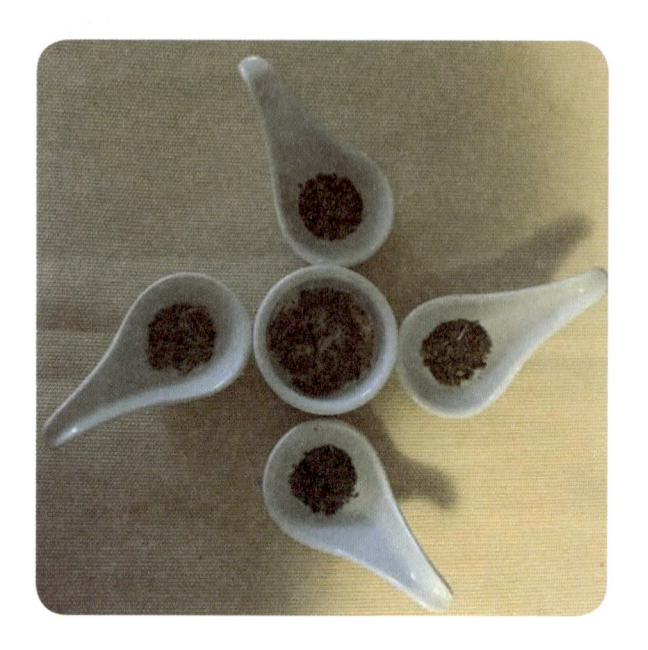

O sal "comum" de mesa já não faz parte da minha lista de alimentos saudáveis, por ser um alimento processado industrialmente. Esse sal passa por processamento em altas temperaturas, sofre alterações em sua estrutura molecular original e sofre, também, a remoção de minerais vitais da sua composição. Além disso, contém uma série de aditivos, antiumectantes, entre outros. Por isso, o consumo excessivo está associado a algumas doenças.

Por conta disso, substituí o sal comum pelo sal rosa do Himalaia, por ser livre de toxinas e poluentes, considerado um sal mais puro e com alta concentração de minerais em sua composição. Ou seja, menos toxinas e mais benefícios para a saúde.

No que diz respeito aos temperos, hoje uso apenas as ervas naturais ou temperos naturais sem sódio e sem conservantes, já disponíveis no mercado. A maioria dos temperos industrializados deixa a comida saborosa, mas, em se tratando de saúde, o uso em excesso traz vários malefícios para o organismo, já que esses temperos contêm muito sal, glutamato monossódico, aromatizantes e conservantes artificiais.

Uso, então, temperos naturais, que têm diversas propriedades benéficas para nossa saúde e agregam, sim, muito sabor à comida.

Costumo fazer uma receita de sal de ervas que serve como um tempero completo e totalmente natural.

- **Ingredientes**

Uso a mesma medida para todos os ingredientes, que pode ser 1 xícara como referência.
Orégano
Salsinha desidratada
Alecrim desidratado
Manjericão desidratado
Gergelim torrado
Sal marinho, sal *light* ou sal do Himalaia

- **Modo de preparo**

Bata tudo no liquidificador e guarde em um pote de vidro.

# Pipoca *fit*

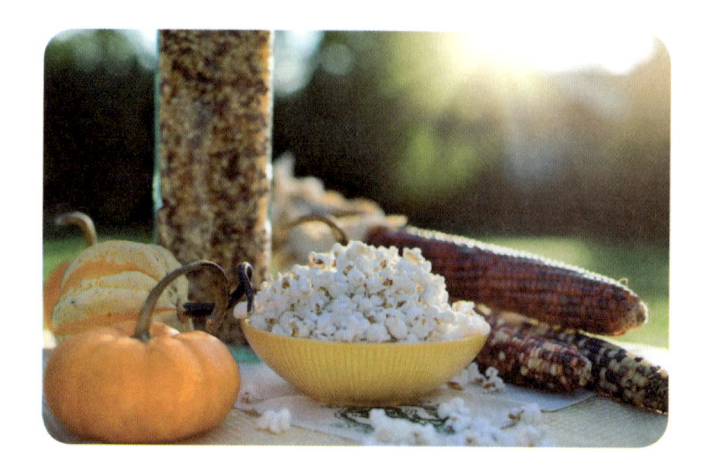

A deliciosa pipoca também passou por mudanças no preparo para quem aderiu a um estilo de vida mais saudável.

Eu comprava a pipoca para micro-ondas, sem dúvida muito prática, mas elas não são indicadas para quem se preocupa com a saúde por conterem mais sódio, mais gordura, menos fibras e mais calorias. Fazia pipoca, também, na panela, com óleo, sal e manteiga, uma bomba calórica.

O que tornará a pipoca um alimento saudável é o modo de preparo. Assim, é possível beneficiar-se com suas qualidades nutricionais de maneira bem mais *light*.

A pipoca *fit* pode ser feita em um saco de pão no micro-ondas, na panela, com óleo de coco ou em um refratário de vidro. Veja como costumo fazer:

## Pipoca sem óleo

- **Ingredientes**

1/2 xícara de milho para pipoca
1/2 xícara de água
1 pitada de sal

- **Modo de preparo**

Coloque todos os ingredientes em um refratário de vidro que possa ir ao micro-ondas e misture bem. Cubra com um filme plástico e faça 4 furos com o auxílio de um garfo ou cubra com uma tampa própria para micro-ondas. Leve ao forno de micro-ondas na potência alta por cerca de 10 minutos (o tempo de preparo vai depender de cada forno). Espere até que todo o milho para pipoca estoure. Verifique se parou de estourar e desligue.

Aconselho ficar observando: se o tempo que você colocou não for o suficiente para estourar todo o milho, então deixe por mais tempo; no entanto, fique de olho, pois, para cada forno, será necessário um tempo diferente.

## Pipoca doce *fit*

Estoure 1/2 xícara (de chá) de milho em uma panela com óleo de coco, no saquinho para pão, ou com água, em um refratário, no micro-ondas.

Depois que a pipoca estourar, jogue a calda *fit* por cima. Está pronta!

- **Ingredientes para a calda**

1 colher (de sopa) rasa de óleo de coco
1 colher (de sopa) de cacau em pó
1 colher (de sopa) de canela em pó
1 colher (de sopa) de mel ou melado
1 colher (de sopa) de açúcar mascavo ou açúcar de coco
1 pitada de sal
Nozes picadas e raspas de coco para jogar por cima (opcional)

- **Modo de preparo**

Misture tudo em uma panela, leve ao fogo baixo até ficar com consistência de calda e jogue por cima da pipoca pronta.

# Bolinho *fit* de banana

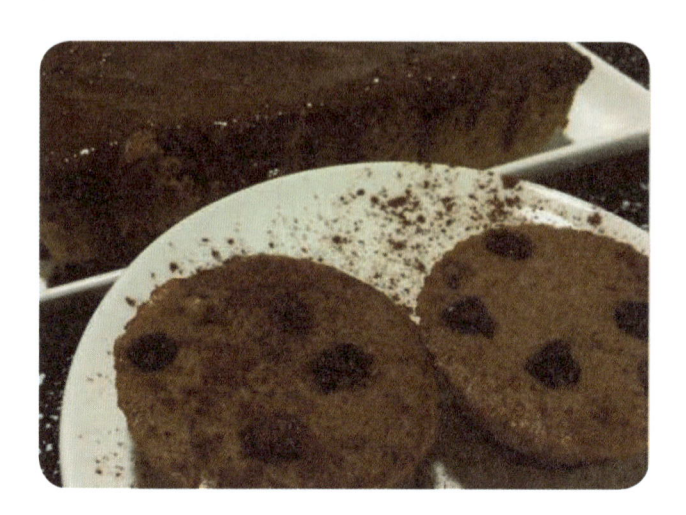

Este bolinho me salva quando estou com vontade de comer doces, o que, aliás, não é raro. Gosto de fazer uma porção individual, justamente para não deixar a compulsão tomar conta de tudo e me fazer comer o bolo inteiro. Essa é uma boa estratégia para não engordar matando a vontade de comer um doce.

Muitas pessoas, quando falamos em doce *light*, *diet* ou *fit*, acham que não é tão gostoso. Pois, no caso deste bolinho, posso garantir: são, sim. Além disso, ele é fácil e rápido de fazer e também muito prático, do jeito que a gente gosta.

Esta receita rende um bolinho individual, mas você pode dobrar ou triplicar as medidas e fazer cupcakes ou um bolo maior para a família.

- **Ingredientes**

1 ovo
2 colheres (de sopa) de farelo de aveia
1 colher (de sopa) de linhaça triturada
1 colher (de chá) de óleo de coco
2 colheres (de sopa) de iogurte desnatado
2 sachês de adoçante (uso Stevia) ou 2 colheres (de sopa) de açúcar mascavo
1 colher (de chá) de canela em pó
1/2 colher (de chá) de fermento em pó
1 banana picada
Nozes picadas e uvas-passas a gosto

- **Modo de preparo**

Em uma tigelinha, misture todos os ingredientes, deixando por último a banana, o fermento, as nozes e as uvas-passas. Leve ao forno médio por 20 minutos ou ao micro-ondas por 3 minutos.

Se quiser deixar a receita ainda mais irresistível, coloque uma calda de chocolate *fit* por cima.

## Calda de chocolate *fit*

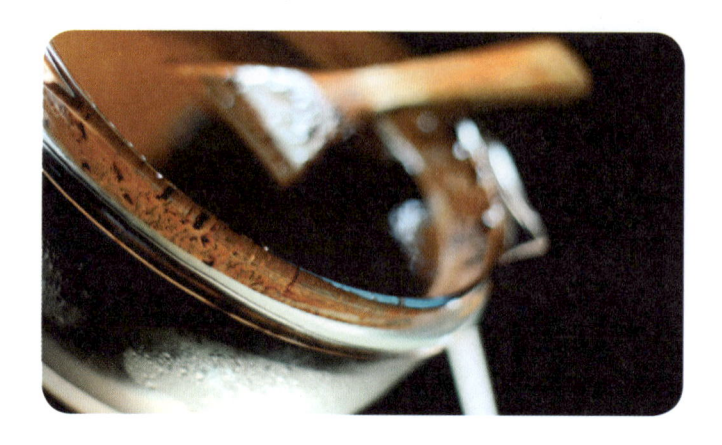

### • Ingredientes

1/2 xícara de leite desnatado (de sua preferência)
1 colher (de sopa) de cacau em pó
1/2 colher (de sopa) de adoçante culinário ou
1 colher (de sopa) de açúcar mascavo
1 colher (de chá) de óleo de coco
1 colher (de chá) de essência de rum (opcional)

### • Modo de preparo

Coloque tudo em uma panela e leve ao fogo baixo, mexendo sempre, até ficar com uma consistência cremosa.

# Bolo de batata-doce

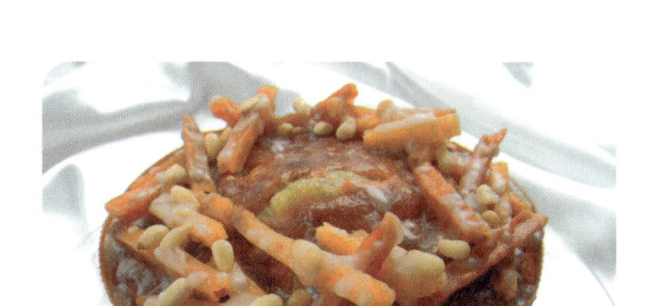

Este é um dos bolos mais gostosos que já comi: ele fica molhadinho, praticamente um pudim e, com calda de chocolate por cima, fica divino. Tem a vantagem de ser feito com batata-doce, um carboidrato de baixo Índice Glicêmico. É uma boa opção para seu pré-treino ou para o lanche da tarde.

Esta receita rende dois bolinhos de tigelinha individual. A tigelinha que costumo usar é um pouco maior que uma caneca.

### • Ingredientes
1 raiz média de batata-doce cozida (mais ou menos 150 gramas)
2 colheres (de sopa) de cacau em pó
2 colheres (de sopa) de açúcar demerara ou mascavo ou adoçante culinário
1 ovo (gema e clara) e 1 clara (se quiser, pode usar dois ovos)
1/2 colher (de sopa) de óleo de coco
1 colher (de sopa) de iogurte desnatado ou leite desnatado
1/2 colher (de sopa) de fermento em pó

• **Modo de preparo**

Bata tudo no liquidificador. Se precisar, acrescente um pouco de água para ajudar a bater. Coloque em duas tigelinhas com material próprio para ir ao micro-ondas ou ao forno. Leve para assar, uma por vez: no micro-ondas, por 2 ou 3 minutos, dependendo do aparelho; no forno, por 30 minutos.

## Calda de chocolate

• **Ingredientes**
1 xícara de leite
1 colher (de sopa) de cacau em pó
1 colher (de sopa) de açúcar demerara ou mascavo ou adoçante
1 colher (de chá) de óleo de coco

• **Modo de preparo**

Coloque todos os ingredientes em uma panela e deixe no fogo baixo, mexendo sempre, até engrossar.

Jogue a calda sobre o bolinho.

Sugestão: deixe na geladeira por, no mínimo, uma hora. Ele fica muito mais gostoso geladinho.

# Brigadeiro *fake* de banana

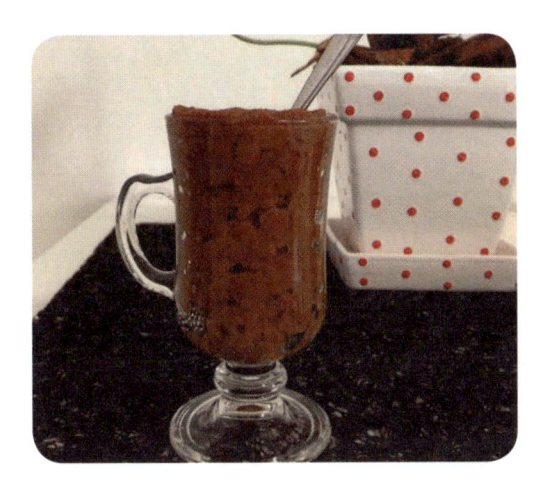

Sabe aquela vontade de comer doces? Eu a conheço bem, e o que me ajuda a não engordar nos dias em que ela aparece são as receitas *fit*.

Esta é uma receita para aquele momento em que queremos um doce.

- **Ingredientes**
2 bananas amassadas
1 colher (de sopa) de cacau em pó
5 colheres (de sopa) de leite em pó desnatado

- **Modo de preparo**
Misture tudo e leve ao micro-ondas por 1 ou 2 minutos. Se quiser mais durinho, coloque mais leite em pó ou deixe mais tempo no micro-ondas. Já fiz esse brigadeiro de banana para rechear a tapioca nos lanches da tarde ou no pré-treino. Fica uma delícia.

# Cookies fit

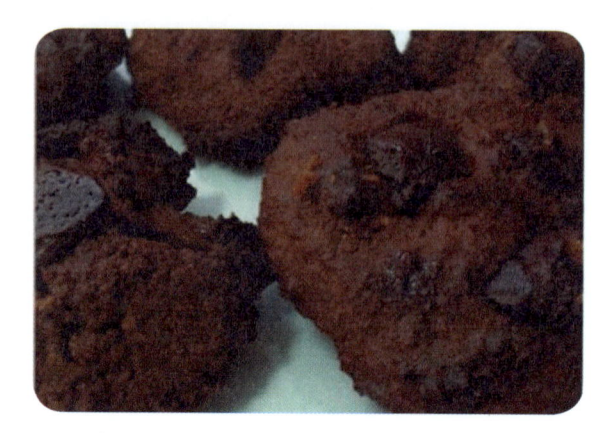

Oba! Não precisamos mais comprar *cookies* industrializados, cheios de gordura trans. Agora podemos fazer *cookies* em casa! Esta receita fica uma delícia e ainda é *fit*.

Guarde bem estas duas receitas de *cookies fit*, pois são maravilhosas.

### Cookies fit

**• Ingredientes**
2 bananas amassadas
1/2 xícara de linhaça
1 xícara de farelo de aveia (fica muito bom misturar aveia em flocos com farelo de aveia)
1/2 xícara de nozes ou castanhas-do-pará picadas (ou ambas)
1 colher de sopa de uvas-passas (no lugar das uvas-passas, você pode usar gotas de chocolate meio amargo)
1 colher (de chá) de canela em pó
1 colher (de sopa) rasa de açúcar mascavo ou 1 sachê de adoçante

- **Modo de preparo**

Misture tudo em uma tigela. Unte uma forma com óleo e leve para assar em forno médio, por 15 a 20 minutos, dependendo do forno. A receita rende, em média, 13 *cookies*.

*Cookies fit* com creme de avelã

- **Ingredientes**

1 ovo
3 colheres (de sopa) de farinha de coco
2 colheres (de sopa) de açúcar mascavo ou 1 colher (de sopa) de adoçante
3 colheres (de sopa) de leite desnatado
1 colher (de sopa) de cacau em pó
1 colher (de chá) de óleo de coco
1 colher (de sopa) de creme de avelã sem açúcar

- **Modo de preparo**

Misture todos os ingredientes em uma tigela até virar uma massa homogênea. O ideal é que fique uma massa grossa para moldar as bolinhas; se precisar, coloque um pouco mais de farinha de coco.

Unte uma forma de alumínio com óleo e coloque as bolinhas da massa, achate com um garfo e coloque pedacinhos de chocolate 50% cacau por cima (opcional).

Leve para assar em forno médio por aproximadamente 5 minutos.

# Bolo de cenoura *fit* especial

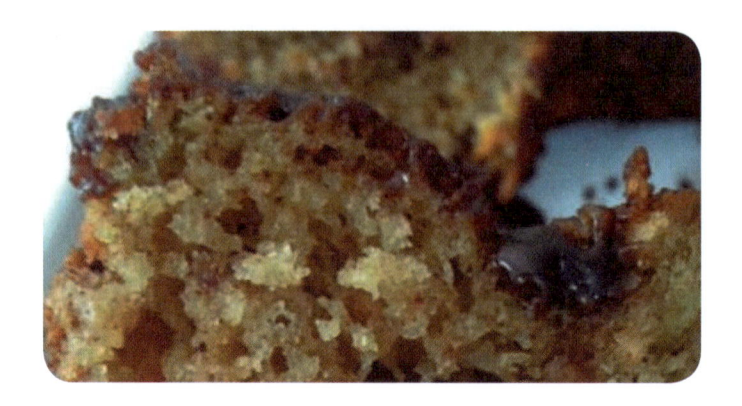

Este bolo é realmente especial. Na minha opinião, é ainda mais gostoso quando comparado ao bolo de cenoura tradicional. Eu adaptei a receita e agora temos essa maravilha na versão *fit*.

- **Ingredientes**

2 ovos
1 pote de iogurte desnatado
2 xícaras (de chá) de açúcar demerara ou adoçante culinário
1 colher (de sobremesa) de óleo de coco
1 xícara (de chá) de farelo de aveia
1 xícara (de chá) de farinha de trigo integral
2 xícaras de cenoura ralada (ralo grosso)
1/2 colher (de chá) de raspas de limão
1 colher (de sobremesa) de canela em pó
1 colher (de sopa) rasa de fermento em pó

• **Modo de preparo**

Bata no liquidificador os ovos, o iogurte, o açúcar e o óleo. Reserve.

Em um recipiente, coloque a aveia, a farinha de trigo, as raspas de limão, a canela e o fermento. Acrescente a mistura do liquidificador e misture. Por último, acrescente a cenoura ralada e misture novamente.

Coloque em uma forma média com um buraco no meio, untada e enfarinhada.

Leve para assar em forno médio por, aproximadamente, 40 minutos.

Coloquei, também, uma caldinha de chocolate, só para a receita ficar mais tentadora.

## Calda de chocolate

• **Ingredientes**
1 xícara (de chá) de leite desnatado
2 colheres (de sopa) de cacau em pó
1/2 colher (de sopa) de óleo de coco
2 colheres (de sopa) de açúcar mascavo
(pode ser demerara ou adoçante)

• **Modo de preparo**
Leve ao fogo, mexendo sempre, até engrossar.

# Posfácio

Concluí que o que realmente faz a diferença não é a dieta "X" ou o treino "Y", e sim a mudança do estilo de vida. E a mudança se torna muito mais leve e possível quando novos hábitos saudáveis são adotados para sempre.

Portanto, ampliar nossos conhecimentos é o que realmente ajuda a encontrar o ponto de equilíbrio.

Estou em constante reciclagem para me manter sempre atualizada no que diz respeito às novidades da minha área profissional, para aprimorar meus conhecimentos e continuar dividindo minhas dicas saudáveis com leitores e seguidores das redes sociais.

É sempre um prazer dividir o que sabemos, e fico muito feliz por poder transmitir um pouco de meus conhecimentos.

Para finalizar:

NÃO SOU *LIGHT*
NÃO SOU *DIET*
NÃO COMO SÓ SALADA
NÃO VIVO DE DIETA
NÃO SOU RADICAL

APENAS OPTEI POR UMA VIDA SAUDÁVEL!

# Adriana Ribas

*F*ormada em Educação Física pela Universidade Camilo Castelo Branco, em 2000, atuou organizando e supervisionando programas de exercícios físicos.

Participou de vários cursos nas diversas áreas em que a alimentação saudável, a atividade física e a busca por uma melhor qualidade de vida são requeridas.

Blogueira por paixão, compartilha seus conhecimentos para obter melhor qualidade de vida e suas receitas *fit* em revistas, programas de rádio e TV. Mantém os canais de suas redes sociais Dri Saudável com matérias e dicas saudáveis diárias.

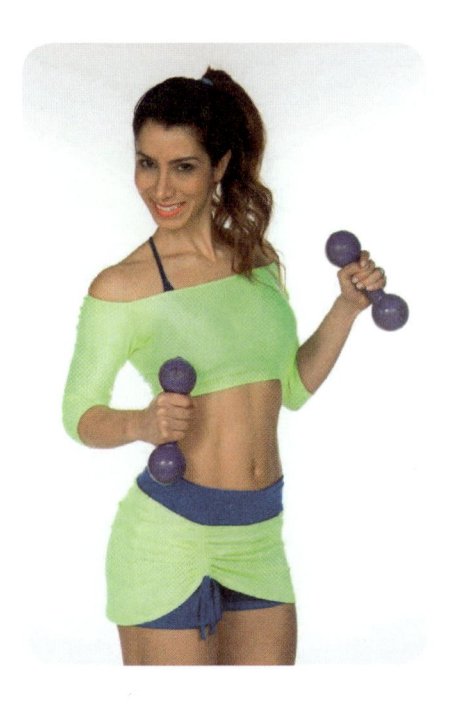

INFORMAÇÕES SOBRE NOSSAS PUBLICAÇÕES
E ÚLTIMOS LANÇAMENTOS

**FACEBOOK.COM/EDITORAPANDORGA**

**TWITTER.COM/EDITORAPANDORGA**

**WWW.EDITORAPANDORGA.COM.BR**

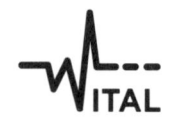

VITAL